改訂第3版

実地臨床医のための
コルポスコピー入門と応用

<small>大阪医科大学産婦人科学教室</small>
教授 **植木　實**　著
助教授 **植田　政嗣**

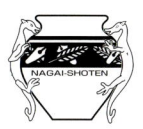

永井書店

改訂第3版　序

　コルポスコピーは，子宮癌など婦人科腫瘍を専門とする医師の更なる熟達はもちろん，専門医を目指す若手医師，実地医家ならびに研修医が習得しなければならない技術であります．

　本書は初版から15年を経ましたが，International Federation of Cervical Pathology and Colposcopy（IFCPC）が国際所見分類・用語を変更するたびに，内容の改訂とともに良い写真を付加して改訂で充実を図って参りました．

　本書の執筆の意図は，まず初心者や研修途上の方々が入門編を繰り返し読まれることで，基本的事項を独習し実施できることにあります．さらに，応用編では，独習された方々がさらに一層の広い知識を身につけ，また経験者も微小浸潤癌所見や，世界でもなお系統的な文献のない頸部腺癌あるいはサービコスコピーの項目などについて理解を深めて頂けるよう配慮しております．これらを批判しながら実際の臨床所見と対比検討して頂ければ，より深い診断能力が得られるよう企画致しました．

　このたび，バルセロナでの第11回IFCPC学会（2002年6月）で新しい分類が示されました．この改正は1990年のローマ分類が精密・複雑化したことの反省によるもので，今回の分類の簡素化によって，世界の医師がより容易に理解し高い再現性を得ることを意図したものと思われます．日本では，この新分類の検討は始まったばかりでありますが，世界の新しい波を皆様が詳細に理解するために，この項目を付け加えました．

　本書が皆様のコルポスコピー独習や診断能力の向上に少しでも役立てば幸いです．

2004年10月

植　木　實

推薦のことば
（初　版）

　昭和38年産婦人科外来に特殊クリニックを設置することになり，私が子宮癌クリニックを担当することになりました．文部省の助成金で購入したMöllerのコルポスコープがあり，教えてもらえるものは Mestwerdt・Wespi の Atlas der Kolposkopie でありました．

　時間をかけた観察とスケッチ，組織所見との比較を繰り返すことによって，一歩一歩知見を深めてゆくことができました．大学院学生として子宮癌クリニックを担当した植木君はコルポスコピーを熱心に研究し，精細な観察と所見の分析に努力を怠らなかったと言えます．

　従来の分類の矛盾，不備を指摘し，正確な観察による所見の把握は，植木君のコルポスコピーに対する情熱をもってして初めて為せるものであったと考えます．

　私たちは狙い生検の guide としてのコルポスコピー，おかしいと思うところは生検するという立場から脱却し，既成分類に従属した観察から，所見を質と量の二面から観察して，組織所見推定への手がかりを追究しました．そして，コルポスコピー独自の診断学へアプローチいたしました．

　コルポスコピーの所見は再現性が乏しいと言えます．一度取り逃がしたものは二度と返らぬと言って過言ではありません．写真も失敗すれば再び手に入れることはできないのです．本人が遭遇した症例を如何に大切にしてきたか，本書をご覧になればご理解頂けるものと思います．

　コルポスコピーの歴史は1925年 Hinselmann の創案に始まり，古いものでありますが，本邦に普及するようになったのは経済大国となってからの20余年であります．細胞診の普及におくれましたが，子宮頸癌の早期診断の目的のみならず，今や産婦人科臨床には不可欠の機器であります．

　未だ外来に設置しながら使用されない医家の多いのは残念です．

　植木博士が永年にわたる努力の結晶として，初心者，熟練者ともに参考になる本書を発刊することになり慶びにたえません．癌診療にたずさわる医師はもちろんのこと，市井で活躍する開業医にもお薦めしたい書であります．

1989年1月

京都市　平　井　　博

大阪医科大学前助教授．現講師

初 版 序

　コルポスコピーの子宮頸癌早期診断に対する役割は，私が「コルポスコピー腺癌図譜[17]」を上梓した際に大先輩である増淵一正博士から『闇夜にちょうちん』という言葉を頂いたが，まさに当を得た表現と言えます．コルポスコピーは細胞診では不可能な病変の広がりの把握と生検する最強部位の選定に大きな意義があります．最近，初期癌の進行度は，浸潤深度のみでなく広がりも加えようとする方向にあることから，病変の広がりの確認はますます重要になってきています．また，mass screening の普及によって前癌や初期癌の増加は患者の若年化をもたらしているが，このことは必然的に姑息的治療の必要性を高めており，さらに一層精度の高い診断が求められるようになりました．このように，コルポスコピーは婦人科領域では欠かすことのできない診断方法であり，婦人科医が習得しておくべき技術と思われます．

　そこで，本書の執筆にあたっては入門編と応用編に分けました．入門編では初心者や未経験の方々が学べるように独習方法や観察の心構え，略図の書き方，各所見の解説などの基本的事項を主眼におき，少なくとも外来での観察ができる知識が得られるように心掛けました．応用編では著者のこれまでの経験を項目別にし，経験者がこれを批判しながら知識をえられるように企画しました．

　一方，熟練者には腺癌の鑑別や頸管内所見を観察するサービコスコピーの習練が望まれます．これは今後，質的診断を一層進め，前癌および初期癌の姑息的療法を行う上で欠かせない手段と考えます．また，コルポスコピーとサービコスコピーを同時に行うコルポ・サービコスコピーの概念は，この分野で世界をリードするものであり，著者が捉え整理した頸部腺癌所見とともに諸外国に広めたい知識と言えます．

　一人でも多くの医師が colposcopist になられ，さらにその指導医の増加に小著が少しでもお役に立てばこの上ない喜びであります．

1989 年 1 月

植 木 實

目　　次

第1編　入　門　編

第1章　基本知識 …… 3
1．これからコルポスコピーを習得する医師のために …… 4
2．観察時の心構え …… 5
3．コルポスコピーの目的と臨床応用範囲 …… 6
4．実　施　法 …… 6
　1）準　　備 …… 6
　2）腟鏡の装着 …… 6
　3）腟部の清拭 …… 6
　4）単　純　診 …… 7
　5）血管像の観察 …… 7
　6）酢酸液による加工診 …… 7
5．細胞診，コルポスコピーと生検による三者併用法の重要性 …… 8
6．コルポスコピーの歴史 …… 9
7．主な機器の紹介 …… 9
　1）コルポスコープの種類 …… 9
　2）構造と機能 …… 10
　　(1) 拡大鏡部分 …… 10
　　(2) 照明部分 …… 10
　　(3) 写真撮影装置 …… 11
　　(4) スタンド …… 11
8．現在までの国際分類の概略 …… 11
　1）正常所見 …… 12
　　(1) 扁平上皮 …… 12
　　(2) 円柱上皮 …… 12
　　(3) 移　行　帯 …… 13
　2）異常所見 …… 13
　　(1) 移行帯内 …… 14
　　(2) 移行帯外 …… 14
　　(3) 浸　潤　癌 …… 14

3）不適例 ……………………………………………… 14
4）各種所見 …………………………………………… 15
　（1）微小乳頭状病変 ……………………………… 15
　（2）コンジローマ／パピローマ ………………… 15
　（3）炎　　症 ……………………………………… 15
　（4）ポリープ ……………………………………… 15
　（5）萎　　縮 ……………………………………… 15
　（6）び　ら　ん …………………………………… 15
　（7）潰　　瘍 ……………………………………… 15
　（8）そ　の　他 …………………………………… 15
9．血管像の観察法 ………………………………………… 15
1）血管像の捉え方と種類 …………………………… 15
2）血管像の略図への書き入れ方 …………………… 16
10．略図の書き方 …………………………………………… 16

第2章　正常および異常所見の観察上のポイント …………………… 19
1．正常所見 ………………………………………………… 20
1）扁平上皮 …………………………………………… 20
2）円柱上皮 …………………………………………… 20
3）移　行　帯 ………………………………………… 21
2．異常所見 ………………………………………………… 23
1）移行帯内 …………………………………………… 23
　（1）白色上皮 ……………………………………… 23
　（2）赤　点　斑 …………………………………… 26
　（3）モザイク ……………………………………… 26
　（4）白　　斑 ……………………………………… 26
　（5）異型血管域 …………………………………… 29
2）移行帯外 …………………………………………… 30
3．浸　潤　癌 ……………………………………………… 30
4．不　適　例 ……………………………………………… 30
5．その他の非癌所見 ……………………………………… 31
1）微小乳頭状病変 …………………………………… 31
2）コンジローマ ……………………………………… 31
3）炎　　症 …………………………………………… 32
4）ポリープ …………………………………………… 32
5）萎　　縮 …………………………………………… 32

6）び　ら　ん……………………………………………… 32
　　7）潰　　　瘍……………………………………………… 34
　　8）そ　の　他……………………………………………… 34
付1. コルポスコピーの新しい国際用語・バルセロナ分類（2002年） … 34
　　1）正常コルポスコピー所見………………………………… 34
　　2）異　常　所　見…………………………………………… 35
　　3）浸潤癌を想定するコルポスコピー所見………………… 36
　　4）不　適　例………………………………………………… 36
　　5）その他の非癌所見………………………………………… 37
付2. バルセロナ分類に対応した新コルポスコピー分類……… 38

第3章　酢酸加工診の意義……………………………………… 39
　1．酢酸加工の原理……………………………………………… 39
　2．実　施　法…………………………………………………… 40
　3．加工時間, 程度の検索とその結果………………………… 40

第2編　応　用　編

第1章　微小浸潤癌所見の特徴－浸潤開始の判定－………… 47
　1．微小浸潤癌の組織学的占拠部位…………………………… 47
　2．微小浸潤癌の浸潤深度, 広がりとコルポスコピー所見… 48
　　1）コルポスコピー所見と存在様式………………………… 48
　　2）異常所見の良性所見に対する面積比と周囲比………… 48
　　3）異常所見の存在様式と浸潤深度………………………… 49
　3．微小浸潤癌のコルポスコピー所見細分類………………… 50
　参考1．頸部癌の新進行期分類………………………………… 54
　　1）臨床進行期分類…………………………………………… 54
　　2）分類にあたっての注意事項……………………………… 55
　参考2．頸部癌の新組織分類…………………………………… 56
　　組織分類と診断基準………………………………………… 56
　　1）扁平上皮癌および関連病変……………………………… 56
　　2）腺癌および関連病変……………………………………… 58
　　3）その他の上皮性腫瘍……………………………………… 59
　　4）間葉系腫瘍………………………………………………… 59
　　5）上皮性・間葉系混合腫瘍………………………………… 60
　　6）それ以外の腫瘍…………………………………………… 60

目次

　　7）続発性腫瘍 ·· 60

第2章　浸潤癌の捉え方—腺癌の診断を中心に— ··············· 61
　1．浸潤癌所見の細分類 ·· 61
　2．浸潤癌所見の細分類と期別分類 ······································ 63
　3．浸潤癌所見の細分類と組織背景（低分化型扁平上皮癌所見の特徴） ········ 64
　4．異常所見における異形成から初期癌に至る頻度の推移 ············· 66
　5．腺癌および腺癌・扁平上皮癌共存型の診断 ························ 66
　　1）腺癌の所見分類 ·· 66
　　　（1）乳頭状所見 ·· 67
　　　（2）移行帯様所見 ·· 67
　　　（3）異型血管所見 ·· 67
　　　（4）結節状（肉芽様）所見 ·· 70
　　　（5）網目様所見 ·· 70
　　2）腺癌におけるコルポスコピーおよび臨床病理所見の特徴 ········ 70
　　　（1）初期腺癌 ·· 70
　　　（2）一般型（通常粘液分泌型）腺癌 ······························ 70
　　　（3）粘液型（多量粘液分泌型）腺癌 ······························ 71
　　3）腺癌およびその所見の頻度 ······································ 72
　　4）腺癌のコルポスコピーによる早期診断の限界と細胞診の役割 ······ 74

第3章　乳頭状所見の鑑別 ·· 77
　1．円柱上皮所見 ·· 78
　2．コンジローマとパピローマ ·· 78
　3．頸部腺癌の乳頭状所見 ·· 79
　4．扁平上皮癌の乳頭状所見 ·· 80

第4章　トルイジンブルー生体染色法の意義 ······················ 83
　1．トルイジンブルー染色の原理 ······································ 83
　2．実施法 ··· 84
　3．成績とまとめ ·· 85

第5章　頸癌術後の腟断端所見と分類 ······························· 89
　1．腟断端のコルポスコピー所見とその分類 ························ 89
　2．腟再発初期症例のコルポスコピー所見と細胞診の比較 ············ 92
　3．腟再発初期症例と腟以外の局所再発例における所見 ············· 92

4．腟再発初期症例におけるコルポスコピー所見と術前期別分類，
　　再発までの術後年数および摘出組織所見との関連性 ················· 92

第6章　コルポ・サービコスコピーの概念とその重要性 ············ 95
　1．サービコスコピーの実施法 ··································· 96
　2．サービコスコピー所見と分類 ································· 96
　　1）正 常 所 見 ·· 97
　　2）各 種 所 見 ·· 97
　　3）異 常 所 見 ·· 98
　　　(1) 白 色 上 皮 ·· 98
　　　(2) モ ザ イ ク ·· 98
　　　(3) 赤 点 斑 ·· 98
　　　(4) 異型血管域 ·· 98
　　　(5) 頸管内浸潤癌 ·· 100
　3．臨床成績とその応用 ·· 101
　　1）UC-bにおけるコルポスコピー所見とサービコスコピー所見との対比 ···· 101
　　2）UC-aとUC-bの診断率 ··································· 101
　　3）UC-b群の頸管内異常所見の上限 ·························· 101

第7章　異形成・初期癌のレーザー治療における
　　　　　コルポ・サービコスコピーの役割 ····················· 103
　1．実 施 法 ··· 104
　2．臨床成績－とくに頸部初期癌について－ ······················· 108
　　1）対象ならびに方法 ······································ 108
　　2）成　　績 ·· 108
　　　(1) 全対象の術前と円錐切除標本診断の比較 ················· 108
　　　(2) 術前診断が治癒率，不完全切除率，過小診断率に及ぼす影響 ········ 108
　　　(3) 治 癒 率 ·· 108
　　　(4) 不完全切除例における遺残例と治癒率 ··················· 109
　　　(5) 病変遺残例について ·································· 110
　　3）初期浸潤癌に対するレーザー治療の限界と確立 ············· 110
　3．治 癒 機 転 ··· 113

お わ り に ·· 115
参 考 文 献 ·· 117
索　　　引 ·· 121

第1編 入門編

第1章
基本知識

はじめに

　最近，老人保健法の制定により30歳以上の婦人は一部負担で細胞診検査が受けられ，積極的な子宮癌検診が国を挙げて実施されるようになった．したがって，二次精検を必要とする患者はますます増加しつつあるが，その二次精検時の基礎となるコルポスコープの使用できる医師が依然としてきわめて少ない．この原因は，コルポスコピーの役割が重視されて30年くらい経つものの，習得には man to man の教育が必要で，そのための経験を積んだ instructor が絶対的に不足していること，機械が高価なことなどが挙げられる．しかし最近，良い成書が出版されてきており，コルポスコープも比較的安価なタイプも入手できることから，独習が比較的容易になってきている．

　現在，コルポスコピーは頸部癌の早期診断には欠かすことのできない手段となっており，その診断率の上昇に加えて組織型，浸潤程度の推定も可能になってきた．さらにはコルポスコピーで診断の不可能な頸管内病変をサービコスコピー（頸管鏡）で同時に観察するコルポ・サービコスコピーの時代に入りつつある．このように，婦人科医師にとってコルポスコピーは細胞診とともに臨床上重要な診断技術といえよう．

　本章では，コルポスコピーを独習する医師のための諸項目を中心に，基礎的知識を多く述べたい．

1. これからコルポスコピーを習得する医師のために

　コルポスコピー機器は比較的高価である．それも実施臨床医師にとって不要な写真撮影やその他の装置の付いた立派な機種が多いことから，購入時にその原価償却を心配される方がある．しかし，毎日数例を観察すれば長期使用できるのでその問題は少ないと思われる．また，双眼でも余分の装置が一切付いていない簡易型の購入をお勧めする．たとえば，115万円のCP-182型（トーイツ光学）などがある．
　観察時に準備するものとして，長い無鉤のピンセットと3％酢酸液に浸したやや大きい目の綿球（直径約1cmくらい）を用意し，生検器具を手元に置く．
　独習には，普段の診察時間に行わず，びらんのある患者を「びらんクリニーク」とか「癌クリニーク」として別の時間に3〜4人ずつ集めて，1人に20〜30分間費やすつもりで始めるのがよい．本をみながらするので，アトラスはすぐ傍の台に置いておく．その教科書としては写真の多いものほどよく，本著もその目的に適する．いずれのアトラスでも前もって繰り返し（3〜4回）読まれることをおすすめしたい．
　実施法を述べると，まずクスコ氏腟鏡を出血しないようにして挿入後，余分の粘液を除去してから綿棒で後腟円蓋，腟部びらん面および頸管部から細胞診標本を型通り採取する．その後，粘液などが残っていればさらに乾綿球を廻すようにして除去するが，それでも取れない頸管粘液は20ml注射器（針を付けない）で吸引するとよい．
　つぎにコルポスコピーの操作にあたっては，観察倍率は8〜10倍で行う．はじめはなかなか焦点が合わないので，それが合うように繰り返し練習する．焦点を合わすには機種により異なるが，通常は鏡体全体を前後に動かして合わせる．照度の切り替わる機械であれば明るいほうにする．
　まず何も処置しないまま（単純診），びらんを周囲から中心に向かって観察していく．びらんは正常腟部扁平上皮と境界が鮮明であるか，盛り上がりがあるかで分かり，びらん面の光沢や粗糙性，血管の形態によく注意する．
　続いて加工診を行うが，単純診ではなにも分からなかったのが，これによって所見が捉えられやすくなる．たっぷりと酢酸液に浸した綿球をびらん面に10〜15秒間こすらないで押しつけるようにする．酢酸加工診は酢酸によって上皮の細胞内のある蛋白質が可逆性の変化を惹き起こし，上皮の種

類，とくに表層の性状に基づいて白色調に差を生じ，あるいは上皮下間質の毛細血管を消退させて所見を明瞭化させる働きがある．加工後の所見は約30秒から1分位で明瞭化する．悪性がすすむほどその加工時間は長く持続（3分以上）する．

　ここで教科書（アトラス）の中のどの所見と合うか考えて，その写真例を探す．そして，所見をカルテに簡単に必ずスケッチする（スケッチの略図法は後述する）．慣れるまではどの症例も各異常所見，あるいは良性所見をも一度は生検し，その組織所見の返事とコルポスコピー所見を合わす訓練をすると大変よい勉強になる．これには生検部位をスケッチの中に必ず記入するとともに，複数以上であれば，その各組織片を別々の標本ビンに入れ番号を付して提出する．

　生検部位の出血は，大きいタンポンを圧迫するように押入すれば，通常止血するが，拍動性であれば3号絹糸で縫合止血しておく．電気焼切器で焼灼止血してもよい．止血しにくい場合，微線維性コラーゲン（アビテン®）あるいはアルギン酸ナトリウム（アルト®）を塗抹し，タンポン押入後15分ぐらい待合室で待たせてから再び診ると止血の判断ができる．最近では止血用のSilver Nitrate Applicator（GRAHAM-FIELD, INC）があり，大変便利である．

2．観察時の心構え

　コルポスコピーは大別して，そのままの状態を診る単純診と3％酢酸を塗布して診る加工診があるが，酢酸加工による変化がドラマチックであるために初心者ならずとも安易に加工診を行う傾向にある．しかし，十分に単純診を行わずに加工診に走れば，びらん面の持つそのままの表面状態，すなわち色調，光沢，辺縁，腺開口形態，さらには血管像の把握ができない．

　少なくとも1〜2分間は単純診で表面所見と血管所見を観察した後，3％酢酸液による加工を行って，その所見の変化の程度をみることが大切である．とくに単純診は，後述するが，腺癌や低分化型扁平上皮癌を捉えるには重要である．

3．コルポスコピーの目的と臨床応用範囲

　コルポスコピーは，子宮頸部癌の診断法として外来で用いる臨床的検査法であり，その応用範囲を以下にまとめた．
　① 頸部初期病変のスクリーニング
　② 頸部初期病変の局在と広がりの把握
　　　→狙い生検部位の設定
　　　→病変推定診断
　　　→追跡観察
　③ 浸潤癌での組織型や浸潤深度の推定と腟壁への浸潤診断
　④ 外陰や腟腫瘍の観察

　コルポスコピーの最も重要な臨床的意義は，頸部前癌から初期病変における局在と広がりを捉えて病変の推定診断を行うとともに，そのなかの最高病変部位，すなわち生検する部位を設定することにある．また，切除後は必要な部位が確実に生検されたかを確認することも大切である．受診者に疼痛や苦痛がなく，経済的負担も少ないことから，頸部上皮異常の追跡検査法としての価値も高い．

4．実　施　法

1）準　　　備

　コルポスコープ，腟鏡（クスコ氏，桜井式），3％酢酸溶液，1％トルイジンブルー溶液，無鉤長鑷子，頸管開大鑷子，生検鉗子，鋭匙（写真1）．

2）腟鏡の装着

　腟鏡は，腟部に触れないように先端が腟円蓋部に達するまで正確に挿入し，外子宮口を広く開くように装着する．

3）腟部の清拭

　表面に付着している粘液を乾燥した小綿球で（こすりつけないようにして）ていねいに除去する．小出血を起こした場合，1分間くらい綿球で圧迫

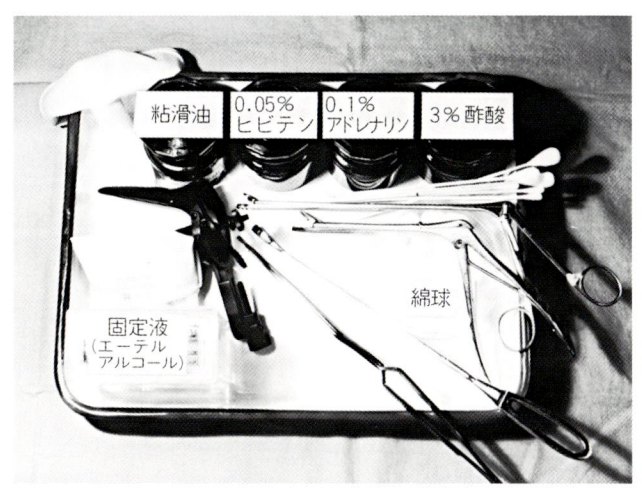

写真1　子宮癌検診トレー

して待つとよい．

4）単　純　診
　通常8〜10倍の倍率を用い，びらんを周囲から外子宮口に向かって詳細に観察する．また，腟鏡の操作や頸管開大鑷子で頸管内もできるだけ観察する．異常所見のみられる場合には16〜20倍に拡大して観察するのもよい．

5）血管像の観察
　そのままで観察は十分であるが，必要によりボスミン液（ノルアドレナリン注射液を使ってよい）を塗布し，あるいは緑色フィルターを用いて毛細血管を観察する．

6）酢酸液による加工診
　3％酢酸溶液をたっぷり浸した大型の綿球で軽く押すようにして塗布する．表面はわずかに膨化し，白濁する．加工による変化は数分で消失するので再度加工してもよい（図1）．なお，異常所見が頸管内に上昇する例では，細胞採取用の細い綿棒を酢酸に浸し，それで頸管内の加工を兼ねながら子宮口を開大して観察するとよい．詳細は酢酸加工診の意義の項（第1編第3章，39頁）を参照されたい．

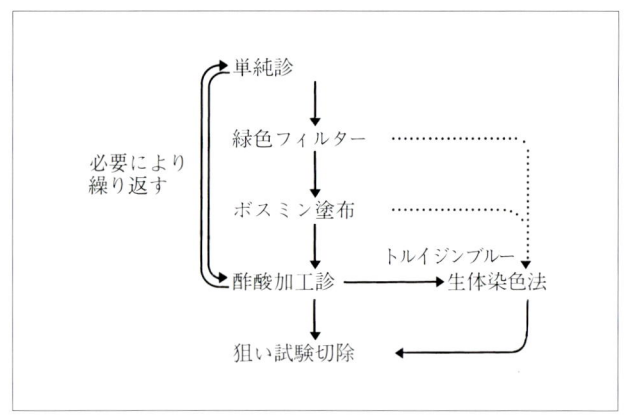

図1　コルポスコピー診察の順序

5．細胞診，コルポスコピーと生検による三者併用法の重要性

　子宮頸癌検診への細胞診の導入と進歩，そして住民への啓蒙による受診率の向上によって，前癌から初期癌の発見率が急激に増加している．細胞診は著しい進歩によりスクリーニングの手段としての立場を確立し，さらに扁平上皮癌，腺癌はもちろん，それらの異形成，上皮内癌，および微小浸潤癌の診断をかなりの精度をもって推定診断できるようになった．
　一方，コルポスコピーは，国際分類の導入が病変の局在，質，広がりなどの診断に著しい進歩をもたらした．コルポスコピー下での狙い生検によって採取された組織診は，なお完全な最終診断といえずとも，これに細胞診とコルポスコピーの推定診断が合致すれば，円錐切除や子宮全摘出術で得られる組織学的最終診断に匹敵するまでに信頼できる．これら三者の術前総合診断によって正しい治療法や術式を選定しうるが，これにサービコスコピーを導入することにより，従来診断的治療法として行われてきた円錐切除術は治療法として，さらにレーザー円錐切除術は一歩進んだ保存的治療法として用いることができる．
　このように，主病巣の局在，病巣の占居範囲，切除範囲の判定，腟壁浸潤の有無と範囲などの観察にはコルポスコピーが重要な役割を演ずるが，一方では観察不能な頸管部は同時にサービコスコピーを併用するコルポ・サービコスコピーは必須の検査法になろう．

6．コルポスコピーの歴史

　　1925年Hinselmannによって開発されたコルポスコープは，最初，単眼であり診断的意義は少なかった．その後，彼自身によって光源やレンズの改良と，現在使われている画期的な酢酸加工法（1938）を考案し，臨床的価値を一気に高めた．加えてKraazによるグリーンフィルター（1939）の併用，そしてGanse，Mestwerdt，Wespi，Siegert，Wied，Coppleson，Kolstadt & Staflらによる所見の研究が進められ，早期診断法として確立された．その間，双眼式のコルポスコープの開発によって視野の拡大，明るさ，使いやすさが加わり，申し分のないものまでに進歩してきた．

　　本邦では，1950年頃より安藤，増渕らによって研究され始め，栗原や平井らの業績に加え，最近の癌検診の普及に伴ってその重要性が認識されるに至った．1975年に第1回日本コルポスコピー研究会が発足し，第5回の研究会（1977）において世界子宮頸部病理・コルポスコピー学会（IFCPC）が決定（1975年10月，オーストリアのグラーツ）した国際分類を本邦の統一分類として日本独自の所見も加えて採用した．日本コルポスコピー研究会は病理学者も加わりながら次第に発展し，1983年に日本子宮頸部病理・コルポスコピー学会，1986年に日本婦人科病理・コルポスコピー学会，さらに1998年に日本婦人科腫瘍学会へと発展的に改組され，コルポスコピーの研究と普及に成果を挙げてきている．一方，コルポスコピー分類は，頸癌とHPV感染との関連の解明や推定病変診断の必要性から，1990年ローマにおいて新しい国際分類が提案・採択された．本邦でもその分類を一部修正のうえ採用し，1997年に改訂コルポスコピー図譜（中外医学社）を発刊した．

7．主な機器の紹介

1）コルポスコープの種類

　　現在本邦で用いられているコルポスコープには，トーイツ（写真2），オリンパス，持田，Moller，Karl-Zeiss社製などがあり，これらの製品はいずれも視野は広く立体的である．これらの機器で重要なことは，取り扱いが簡単で視野が明るく広いことである．また，研究や資料保存のためには写真

10　第1編　入門編

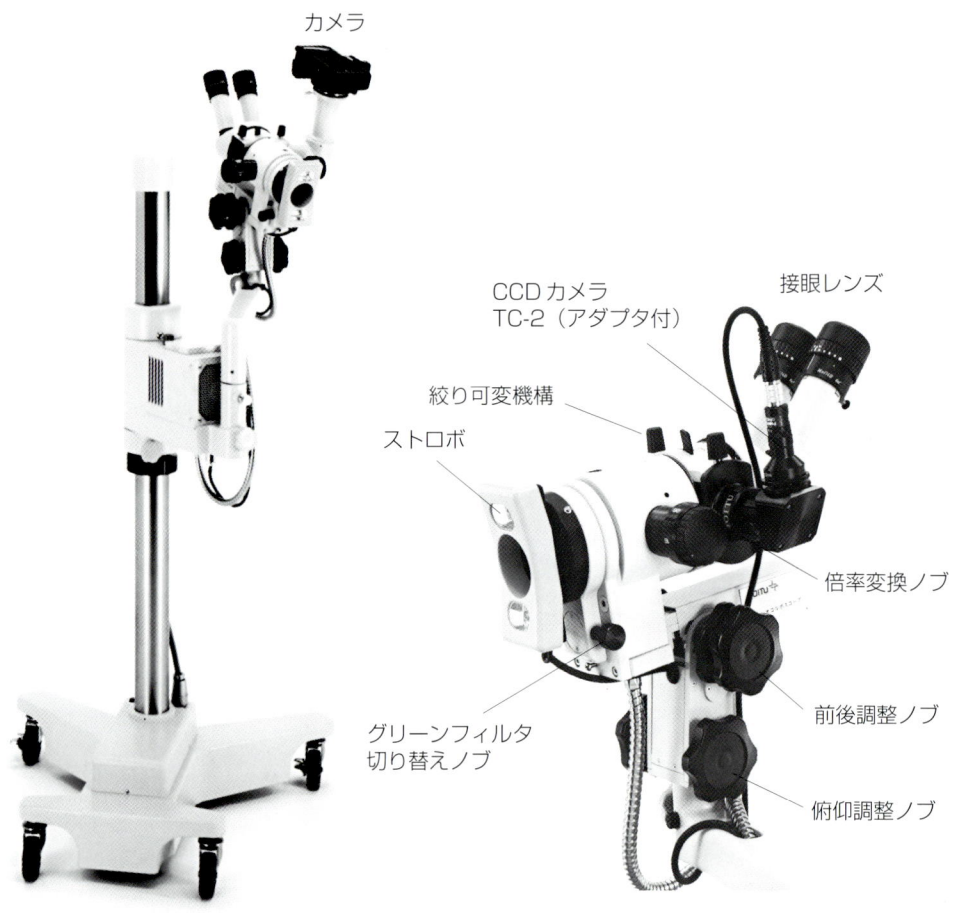

写真2　コルポスコープ（トーイツCP600型）

装置が必要で，きれいな写真が撮れることも大切である．

2）構造と機能
　本体は，スタンド，拡大鏡本体と写真撮影装置からなる（トーイツ，オリンパス，持田製の機器より）．
（1）拡大鏡部分
① 倍率は装置によって異なるが，6，10，16，20，26倍を備えるものが多い．通常，使用するのは6〜10倍である．
② 実視野径は9〜58mmの範囲をもつ．
③ 作動距離は200，220，245mmが多い．
（2）照明部分
① 光源ランプと6〜40Wのタングステン電球または50〜150Wハロゲ

ン電球を使用している．
② 緑色または青色フィルターを装備する．
(3) 写真撮影装置（35mm）
倍率は0.625〜2.5倍と種々あり，ストロボ方式が多い．
(4) スタンド
支柱は，自在腕部になっており，上下動，水平動，回転が可能である．

　最近では，双眼設計で，なかにはステレオ式のものがあり，明るく優れた立体像が得られる．また，指導用の側視鏡も装着できる．写真撮影も自動のものやポラロイド写真，映画撮影装置（16mm/8mm）やカラーテレビ装置まで，あらゆる付属器が豊富にそろっている．単眼式は現在でもあるが，視野が狭く暗いので，あまり用いられないものの移動には便利である．

　なお，写真撮影装置のないコルポスコープを用いている場合で写真が必要なとき，医学用写真機のメディカルニッコール（ニコン社製）やメディカルズイコー（オリンパス光学社製）を用いるとよい．きれいな写真が撮れるので広く使用されている．

8．現在までの国際分類の概略

　コルポスコピーの分類は，Hinselmann（1925）以来，報告者によって異なったため常に混乱が生じていた．しかし，1965年グラーツにおけるInternational Federation for Cervical Pathology and Colposcopy（IFCPC）でColposcopic Nomenclatureが採用されたが，そのIFCPCに日本も参加した．日本コルポスコピー研究会で検討の結果，IFCPC分類に少数の所見が付け加えられたが，その分類と日本所見名，略号は表1のごとくである．本分類は頸部癌が扁平上皮化生の過程から発生するという観点に立って所見分類がなされており，扁平上皮系上皮異常の診断に適している．しかし，腺癌を考慮されていないために頸部の全悪性腫瘍の診断には十分でないと考えられる．

　つぎに，1990年ローマにおいて，グラーツ分類にHPV感染所見を採り入れた新分類が決定され，本邦でも検討し，その修正案が採用された（表2）．

　それぞれの分類の特徴をまとめると，以前のグラーツ分類は子宮頸部の新生物が上述のように扁平上皮と円柱上皮の間に存在する移行帯に発生する説に基づいており，発生過程における新生物は異型移行帯にまとめられている．また，扁平円柱上皮境界が頸管内にあってコルポスコピーで観察できない

表1　コルポスコピー（グラーツ，1965）旧分類（IFCPC分類に必要所見を付加した本邦分類）

A．正常所見　NCF 　1．扁平上皮　S 　2．円柱上皮　C 　3．移行帯　　T B．異常所見　ACF 　1．異型移行帯　AT 　　(a) モザイク　M 　　(b) 赤点斑　　P 　　(c) 白色上皮　W 　　(d) 角化上皮　K 　　(e) 異型血管　aV 　　(f) 異型腺口　aGO 　2．浸潤癌　IC C．不適例　UCF 　（扁平円柱境界がみえない） D．各種所見　MCF 　1．炎　症　Inf 　2．萎　縮　Atr 　3．びらん　Er 　4．コンジローマ　Con 　5．パピローマ　Pap 　6．ポリープ　Po 　7．良性潰瘍　bU 　8．樹枝状血管　bV 　9．その他　etc	A．Normal Colposcopic Findings 　1．Original squamous epithelium 　2．Columnar epithelium 　3．Transformation zone B．Abnormal Colposcopic Findings 　1．Atypical transformation zone 　　(a) mosaic 　　(b) punctation 　　(c) white epithelium 　　(d) keratosis 　　(e) atypical vessels 　　(f) atypical gland openings 　2．Suspect frank invasive carcinoma C．Unsatisfactory Colposcopic Findings 　（Squamo-columnar junction not visible） D．Miscellaneous Colposcopic Findings 　1．Inflammatory changes 　2．Atrophic changes 　3．Erosion 　4．Condyloma 　5．Papiloma 　6．Polyp 　7．Benign ulcer 　8．Smooth branching vessels 　9．etc

　場合は不適例とした．新生物に関係しない良性異常所見は各種所見として別項目に入っており，従来の多くの報告者の分類よりもはるかに理解しやすいものであった．一方，ローマ分類ではさらにHPV感染所見を採り入れて明瞭化し，異常所見を移行帯の内および外のものに分け，また推定診断のためのgrading（軽・高度）を行い，一歩進んだものにした．

　以下，現在用いられている新しいローマ分類について簡単に解説する．詳細は20〜38頁を参照されたい．

1）正常所見（NCF）
(1) 扁平上皮（S）
　平滑で淡紅色調の特色のない本来の腟や頸部を被う上皮で，そこには円柱上皮の残存を示すような腺口もナボット卵の所見も認めない（組織所見は正常扁平上皮）．
(2) 円柱上皮（C）
　頸管に連なり，外側では扁平上皮または移行帯に接している．表面は凹凸

表2　コルポスコピー（ローマ，1990）新分類（採択した本邦分類）

A) 正常所見　NCF		Normal Colposcopic Findings
・扁平上皮　　S		Original Squamous Epithelium
・円柱上皮　　C		Columnar Epithelium
・移行帯　　　T		Normal Transformation Zone
B) 異常所見　ACF		Abnormal Colposcopic Findings
1．移行帯内		Within the Transformation Zone
(a) 白色上皮　W		Acetowhite Epithelium
(a-1) 扁平型　Wf		Flat
(a-2) 微小乳頭型　Wp		Micropapillary or Microconvoluted
(a-3) 腺口型　Wg		Atypical Glands
(b) 赤点斑　P		Punctation
(c) モザイク　M		Mosaic
(d) 白　斑　L		Leukoplakia
(e) 異型血管域　aV		Atypical Vessels
2．移行帯外（外頸部，腟，外陰）		Outside the Transformation Zone e.g. Ectocervix, Vagina
(a) 白色上皮　W		Acetowhite Epithelium
(a-1) 扁平型　Wf		Flat
(a-2) 微小乳頭型　Wp		Micropapillary or Microconvoluted
(b) 赤点斑　P		Punctation
(c) モザイク　M		Mosaic
(d) 白　斑　L		Leukoplakia
(e) 異型血管域　aV		Atypical Vessels
＊ACFは軽度と高度に細分類する		
C) 浸潤癌所見　IC		Colposcopically Suspect Invasive Carcinoma
D) 不適例　UC		Unsatisfactory Colposcopy
E) その他の非癌所見　MF		Miscellaneous Findings
(a) 微小乳頭状病変　Pap		Non Acetowhite Micropapillary Surface
(b) コンジローマ　Con		Exophytic Condyloma
(c) 炎　症　Inf		Inflammation
(d) ポリープ　Po		Polyp
(e) 萎　縮　Atr		Atrophy
(f) びらん　Er		Erosion
(g) 潰　瘍　Ul		Ulcer
(h) その他		Others

があり不整で，深紅色の小ブドウ粒状である．酢酸加工で白色の小ブドウ粒状に明瞭に変貌する（組織所見は円柱上皮）．

(3) 移　行　帯（T）

主に幼若な扁平上皮所見に類似し，腺開口部が存在しナボット卵もみられる．良性の血管像が比較的多くみられ，酢酸加工するとその成熟度に伴って白色調を帯び強くなる（組織所見は種々の成熟程度をもつ化生上皮）．

2）異 常 所 見（ACF）

頸部の扁平上皮系の前癌ないし初期悪性変化を疑わせる所見を総括してい

る（組織所見は異形成，上皮内癌，微小浸潤癌）．このACFでは軽度と高度所見に細分類し，前者の組織背景は軽度異形成，HPV感染，化生上皮を，後者は中等度異形成から微小浸潤癌までを指す．以前は中等度異形成を軽度に入れていたが，細胞診のベセスダシステムが取り入れられつつある現在は，中等度異形成は高度に含むほうがよい．

(1) 移行帯内
通常の第一次扁平・円柱上皮境界より内側にある異常所見を指す．

a) 白色上皮（W） 酢酸加工によって一定領域が一時的に反応して白く変貌する上皮をいう．
① 扁平型（Wf）：白色上皮の表面が平滑なものをいう．
② 微小乳頭型（Wp）：白色上皮の表面が粗糙で小乳頭突起を認めるものを micropapillary type とし，表面がゴルフボール表面様に比較的揃って陥凹しているものを microconvoluted type とする．
③ 腺口型（Wg）：移行帯における個々の腺口が酢酸加工後に白色輪として出現し，それが明瞭で幅を有するものをいい，典型的なものでは白色輪が肥厚感を伴う．

b) 赤点斑（P） ある領域に血管が等間隔に小赤色点（おのおのは毬状）としてみられる．酢酸加工により背景が白色化し，血管も鮮明になる．

c) モザイク（M） ある領域にモザイク様の血管網を認め，周辺とは明瞭に区別できる．酢酸加工により背景は白色化し，血管は鮮明になる．

d) 白斑（L） 単純診で（酢酸加工せずに）隆起した白斑がみられるものである．組織学的に上皮異常の表層に厚い hyperkeratosis や parakeratosis が存在するので白斑を形成する．

e) 異型血管域（aV） モザイクや赤点斑を除いた異型血管像が見られる領域をいう．酢酸加工により，その領域はやや白色調を帯びることがあるが，白色上皮所見にならない．

(2) 移行帯外
外頸部（第一次扁平円柱上皮境界より外方），腟壁および外陰部にみられる異常所見（白色上皮，赤点斑，モザイクおよび白斑）を指す．

(3) 浸潤癌（IC）
コルポスコピーで浸潤癌と診断できるものをいう（ICa）が，肉眼的なものはICbとする（組織所見は微小浸潤癌，浸潤癌）．

3）不適例（UC）
コルポスコピーで頸管内に病変がある例をいう．UCには，腟部に異常所見がなく病変が頸部内に限局しているもの（a）と，腟部に異常所見があっ

てSCJがみえないもの（b）とがある．

4）各種所見（MF）

a）微小乳頭状病変（Pap）　小さい乳頭状表面を示し，酢酸加工でも明瞭な白色調を示さない．

b）コンジローマ／パピローマ（Con）　腟部では移行帯やその内・外側に多い外向発育性の良性腫瘍で盛り上がっており，個々の乳頭は円柱上皮のそれに比べて大きく，均等に見られ，酢酸加工による変化は軽度である．

c）炎　症（Inf）　充血しており赤点斑に似ているが，腟にも広がる点状あるいは斑点状血管が認められる．トリコモナス，真菌や細菌感染時にみられる．

d）ポリープ（Po）　頻度の高いもので帽針頭大からさまざまの大きさのものが観察される．表面は円柱上皮，移行帯や扁平上皮などの所見を呈する．

e）萎　縮（Atr）　エストロゲン欠乏によって上皮が菲薄化して蒼白にみえ，薄い網状や樹枝状などの良性血管像が透見できる．閉経後婦人に多い．

f）びらん（Er）　損傷によって上皮が欠損した所見である．剥離した上皮がその一端にみられることが多い．

g）潰　瘍（Ul）　比較的小型で壊死苔が見られる．ほかに異常や悪性所見を合併しないことが重要である（組織所見は結核，梅毒，ベーチェット病）．

h）その他　以上の所見以外の非悪性所見をいう．

9．血管像の観察法

1）血管像の捉え方と種類

コルポスコピーにおいて血管像は重要な診断的意義を有し，とくに腺癌ではきわめて大切である．血管像は言葉で表現するのが難しいため，筆者らは図2のように分類し，その名称で表現している．血管像は酢酸加工によって消退するので加工前に観察せねばならない．詳細には緑色フィルター使用やボスミン（0.1％ノルアドレナリン）塗布によって行うのもよいが，見えすぎるので注意を要する．したがって，単純診による観察で十分と考えられ，これは日頃の習練が大切である．

血管像を図2のごとく13の形態に分けているが，これは扁平上皮系の主に良性にみられるものを上段に，悪性に主にみられるものを下段に記載し

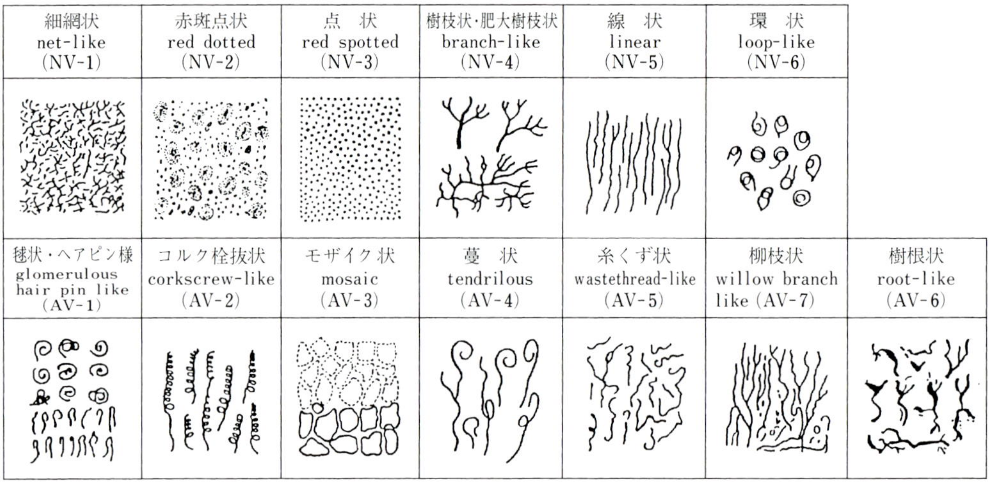

細網状 net-like (NV-1)	赤斑点状 red dotted (NV-2)	点　状 red spotted (NV-3)	樹枝状・肥大樹枝状 branch-like (NV-4)	線　状 linear (NV-5)	環　状 loop-like (NV-6)
毬状・ヘアピン様 glomerulous hair pin like (AV-1)	コルク栓抜状 corkscrew-like (AV-2)	モザイク状 mosaic (AV-3)	蔓　状 tendrilous (AV-4)	糸くず状 wastethread-like (AV-5)	柳枝状 willow branch like (AV-7)	樹根状 root-like (AV-6)

図2　血管像の種類

ている．しかし，腺癌には樹根状，柳枝状，糸くず状，毬状のほかに，扁平上皮系で良性血管である樹枝状，線状なども観察される．また通常，悪性所見にみられる下段の異型血管は悪性度が高くなればなるほど走行の不規則性，太さや間隔の増大をきたす．

2）血管像の略図への書き入れ方

日本コルポスコピー研究会(1982)で統一されたコルポスコピー各所見の略図のなかに，筆者らが使用している血管像の種類の番号を各所見中に書き込むようにすれば，スケッチの所見としてはほとんど申し分のないものになる．

10．略図の書き方

コルポスコピー観察時または直後に診療記録としてスケッチすることは，習練の近道である．はじめまずくても，略図を書いていれば上手に記載できるようになる．第11回コルポスコピー研究会において，本邦では国際分類の所見の略図法を作成することになった．その主旨は記載法の統一によって誰もが全国の施設の所見を共通して理解しうることを期待するためである．その略図は単色で図化され，簡単，明瞭であることが条件とされている．図3は研究会で決定された各所見の略図である．

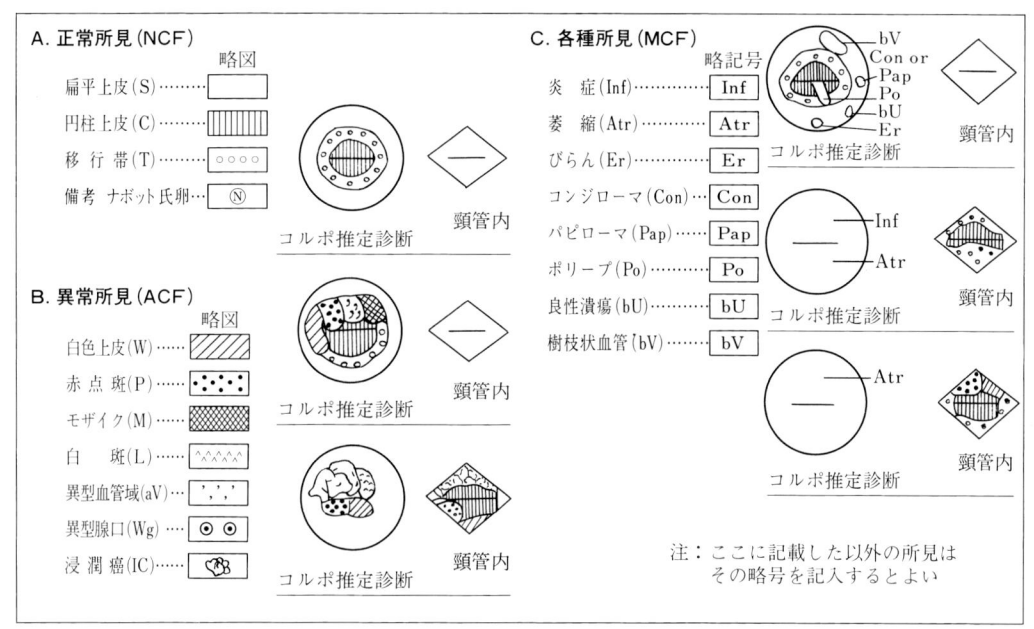

図3 略図の書き方

　このように所見を表現し記録に残すことは，写真に撮っておく以上に大切である．写真は観察時の印象と異なる場合があり，また不適当な方向や出血のため，出来上がりが悪いことがある．そこで，観察時の略図にはさらに出来るだけ所見を書き込む必要がある．これは，上皮については色調と加工後の色調の変化，光沢，表面の状態，辺縁，腺開口部所見を，血管については種類，配列，密度について詳細に記入する．

　著者は，次頁の図4の左欄に示すように所見を細かく観察しており，右欄のように新分類に準じた組織推定用の細分類（grading）を用いる．

上皮・血管所見 新国際分類	細分類	主要な鑑別点	上皮・血管所見 新国際分類	細分類	主要な鑑別点
S		平滑で、光沢ある非ビラン性上皮所見	◎ aV	1	限局赤色面が平坦で境界不明瞭
				2	限局赤色面に粗糙性がみられ、境界および血管明瞭
C	ad	光沢ある均等な乳頭状所見	◎ aGO	1	酢酸加工で明瞭
		乳頭突起大きくて、樹根状血管の存在		2	酢酸加工で明瞭、肥厚感
T	1	幼若なT.	Tr	1	trio 1型の共存
	2	典型的T.		2	trio 2,3型の共存、aVの合併
	3	肥厚したT.	IC	1 a	コルポスコピー的癌で組織由来が判別可能
	ad	光沢不良で肥厚感あり、形態の不規則な腺口と樹根状血管存在		2	コルポスコピー的癌で組織由来が判別不可能
W	1	酢酸加工で薄く出現		3 b	肉眼的癌で進行した癌
	2	酢酸加工で明るく、肥厚なし~あり	UCF		扁平円柱上皮境界が観察出来ない症例(aとbに分ける)
P	1	酢酸加工で明瞭く出現	Con.		Cに類似するが個々の乳頭は大きく均等で、粘液産生なく、出血傾向はない
	2	加工診で明瞭、単純診でも明瞭、肥厚なし~あり	Inf.		隆部および陰全体が突出物
M	1	酢酸加工で薄く出現	Po.		表面の滑らかな突出物
	2	加工診で明瞭、単純診でも明瞭	Atr.		上皮は非薄、蒼白調
L	1	酢酸で除去できる	Er.		上皮が限局して欠損
	2	酢酸で除去できない	Ul.		異常所見合併のない良性潰瘍

色 (酢酸加工)		乳白色、白色、赤色、淡橙色、淡紅色、赤色、淡紅色、赤色、黄赤色
光沢		良(つやつや光る)、不良(くすんでいる)
表面	滑	
	粗糙	皮膚様、あばた様、壊死様
	平坦	
	隆起	台地様、ぶどう様、ポリープ様、半球様、乳頭様、いちご様、岩山様、巨大岩山様、潰瘍様、噴火口様
	陥凹	表皮欠損様、小白班状
上皮		
辺縁	不鮮明	
	鮮明	(平坦、隆起、渚状、堤防様隆起)
腺開口部	なし	
	正常	
		細い白い輪状腺口
		不明瞭な非隆起性腺口
		明白な隆起性輪状腺口
		充実性微小白班状腺口
血管	血管形態	なし、赤斑、点状、樹枝状、肥大樹枝状、線状、環状、棒状、コルク栓抜状、つる状、糸くず状、樹根状、不規則
	血管配列	点状、網目状、不規則
	血管密度	細、粗大

図4 所見記載様式（大阪医大）

（図中でのTrはtrioすなわちMPWの合併、adは腺癌様の略。いずれも24、62頁に後述、参照されたい。）

第 2 章
正常および異常所見の観察上のポイント

はじめに

　コルポスコピーの観察には，正常所見を正確に捉えることが大切である．
　正常所見は，全くびらんの無い状態の扁平上皮，頸管上皮が外反したままの円柱上皮と，その化生上皮による修復過程のさまざまな移行帯所見から成り立っている．これらは典型的なものはやさしいが，炎症や萎縮を伴うと難しくなる．また，円柱上皮や移行帯では腺癌との鑑別が，また移行帯と異常所見との判別も大切である．しかし，これらに一線を画することは容易でなく，経験の積み重ねが必要であろう．
　異常所見はコルポスコピー上重要な所見で，異形成，上皮内癌と微小浸潤癌までを含む正常でない移行帯を意味し，グラーツ（1975）での国際分類が"子宮頸部扁平上皮系の新生物は扁平上皮と円柱上皮の間の移行帯に発生する"とした考え方にもとづく所見群である．また，浸潤癌所見はコルポスコピー的なものを主として指すが，本邦では臨床的に癌と診断されるものもこの範疇に入る．最近は腺癌と低分化型扁平上皮癌などの組織型あるいは浸潤深度の推定に関する研究も進んでおり，興味深い分野になっている．一方，新しいローマ分類では，異常所見を第一次扁平円柱上皮境界（SCJ）で分け，従来の内方の所見を移行帯内，外方の腟壁寄りに発生したもの，すなわち外頸部，腟，外陰の所見を移行帯外異常所見とに分類した．
　コルポスコピーの真の価値は，何といっても異常所見の完全な把握にある．従来，腟部病巣の局在と広がりに対する診断法といわれていたが，新分類では異常所見の程度をおのおの2つのgradeに分けて，それらの組み合わせ，広がり，血管像，腺口所見などにもとづく質的診断の方向に研究が注がれている．この質的診断については本邦でなお結論が出ていないが，日本産科婦人科学会子宮癌登録委員会懇話会（昭和58年度）でのシンポジウ

ムでは，多くの報告は3段階に grading されていた．しかし，新分類は軽度・高度の2段階で，現在は細胞診のベセスダシステムを考慮して，前者は軽度異形成，HPV感染および化生上皮などを，後者は中等度異形成以上の病変を推定するとして分けるのがよいと思われる．また，腺癌については後の章で詳述する．

　コルポスコピー実施上の心構えは前章でも述べたが，初心者の時期には早くに酢酸加工診による観察をしてもよい．しかし，一応の所見が捉えられるようになれば，単純診に十分の時間をかけて表面性状，色調，血管像を診る．そして，たっぷり浸した酢酸綿球を腟部全体にあて，その加工所見，加工の度合い，逆に血管の消退性や所見の消退時間を観察することで質的診断をするように自ら心掛けるとよい．

1．正常所見　Normal Colposcopic Findings（NCF）

1）扁平上皮　Original Squamous Epithelium（S）

　通常，子宮腟部を被っている扁平上皮の所見である．びらんがあれば第一次扁平円柱上皮境界（SCJ）の外側にあり，びらんが無ければ全面扁平上皮である．単純診では平滑で淡紅色調の光沢がある．しかし，よくみると淡い細網状の，あるいはヘアピン状の血管が観察される．腺開口部やナボット卵などは認められない．酢酸加工を行うと，ほとんど不変であるが，ごくわずかに乳白色化し，細網状の血管はみられなくなる．Shiller氏ヨード反応では，陽性の黒褐色に変化する．

　高齢になると，扁平上皮所見例ではびらんの内反により頸管鑷子を用いてもSCJが確認できなくなり，もし細胞診で（疑）陽性を示せば不適例（UC）であるために，サービコスコピーを行うか頸管の掻爬生検診を施行せねばならない（写真3）．

2）円柱上皮　Columnar Epithelium（C）

　頸管の円柱上皮が外反してできたびらんで，外方は扁平上皮か化生上皮に連なる．単純診では境界鮮明，深紅色の凹凸不整であり，よく観察すると赤い小ブドウ粒状乳頭が壁を形成するのが分かる．また，このブドウ状の乳頭内には繊細な毯状，ヘアピン状，樹枝状の血管が観察される．酢酸加工すると，深紅色がとれて白色調を帯びた均等の大きさのブドウ粒状集簇に劇的に変貌する．この所見は2分位で消退する（写真4, 5）．

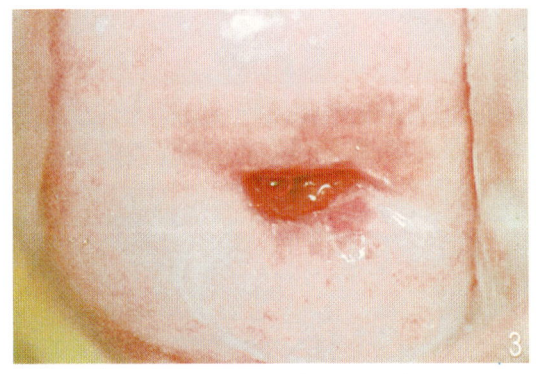

第2章 正常および異常所見の観察上のポイント　21

写真3　扁平上皮（酢酸加工後）
びらんがなく，平滑で，淡紅色の光沢のある上皮で覆われている．淡い網状の血管像が透見できる．加工してもこのようにほとんど変化しない．組織所見：扁平上皮．

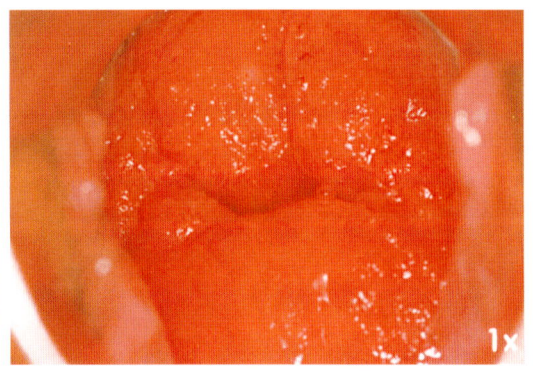

写真4　円柱上皮（酢酸加工前）
単純診では境界鮮明な赤色びらん面であり，拡大してよくみると赤いブドウ粒状乳頭から成っている．その乳頭内には微細に毬状，ヘアピン状，線状の血管がみられる．

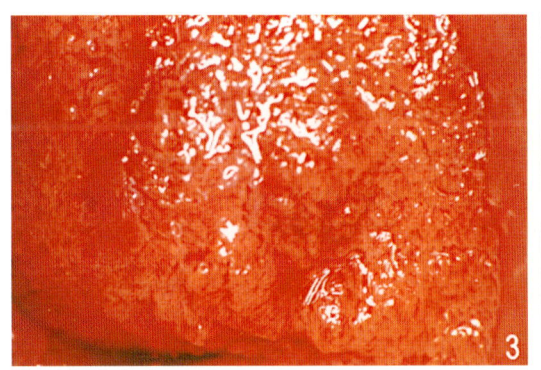

写真5　円柱上皮（写真4の酢酸加工後の拡大）
加工によって鮮やかに白いブドウ粒状乳頭所見に変化し，それらは均等である．加工による白色所見は1〜2分で消退する．組織所見：円柱上皮．

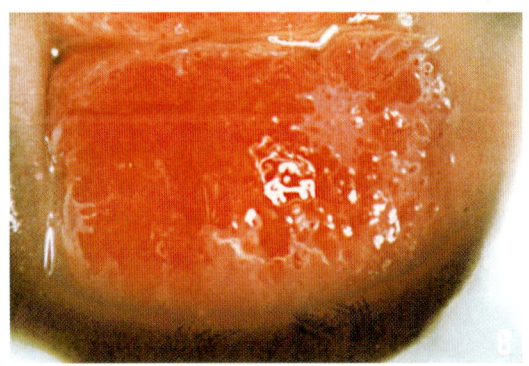

写真6　移行帯（幼若期；酢酸加工後）
加工前は円柱上皮所見と同様であるが，加工後は後唇右側のように周辺から，あるいは少し離れて菲薄な扁平上皮が小さい腺開口を伴ってみられる．組織所見：扁平上皮化生（中期）．

　化生が生じてくると，これらのブドウ粒状の乳頭は融合してやや大きくなり，乳頭は大小不同あるいは不整化し，部分的に平坦化する．このような所見になれば初期の移行帯であり，もはや円柱上皮の所見とは言えない（写真6）．

3）移行帯　Normal Transformation Zone（T）

　移行帯は円柱上皮と扁平上皮の間に存在し，IFCPCでは新生物はほとんどがこの領域に発生するとして重視している．ここの上皮は種々の段階の成熟度を示す化生上皮であり，したがって移行帯では幼若型から定型，そしてナボット卵や肥厚感のある成熟期のものまで認められる．幼若型は円柱上

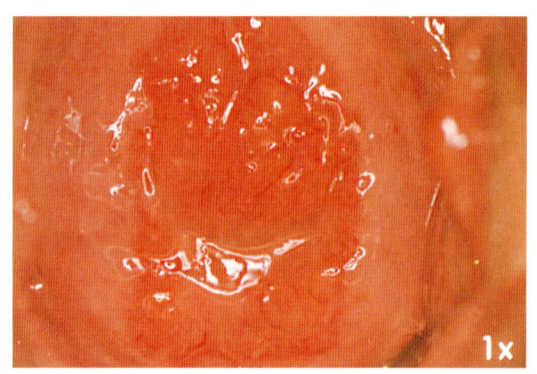

写真7　移行帯（幼若期；酢酸加工前）
加工前は円柱上皮と区別がつかない．

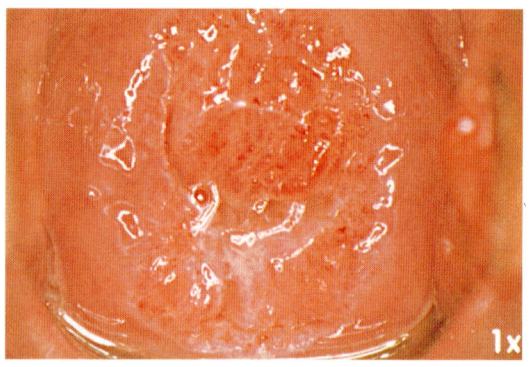

写真8　移行帯（幼若期；写真7の酢酸加工後）
加工によって中央の外子宮口周囲には円柱上皮のブドウ粒状所見がみられるが，ほぼ平坦化した表面に円形の腺開口が散在する．組織所見：扁平上皮化生（未成熟～成熟期）．

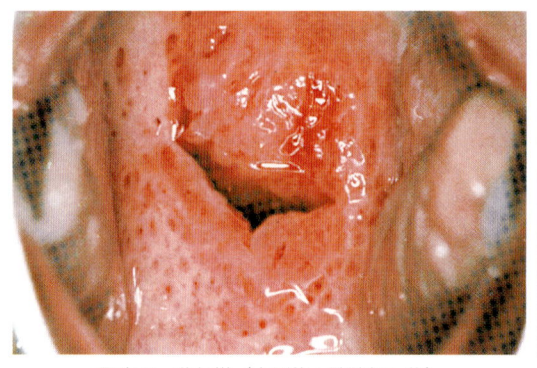

写真9　移行帯（定型的；酢酸加工後）
加工前は良性血管，一部腺開口をみるのみである．加工によって表面は白色調を帯び，さまざまな形の腺開口が明瞭化する．もはや円柱上皮のブドウ粒状所見はみられない．組織所見：扁平上皮化生（成熟期）．

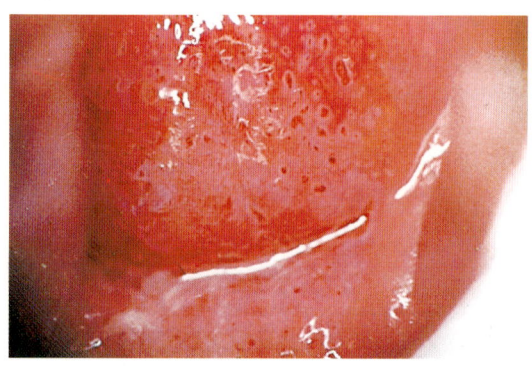

写真10　移行帯（肥厚型；酢酸加工後）
定型的所見よりも加工後に白色調が強いが，白色上皮ほどではない．異形成が混ずるので生検するほうがよい．組織所見：扁平上皮化生（成熟期）．

　　皮の乳頭が融合，扁平化し始める頃のものをいい，注意しないと円柱上皮に分類することがある．これらが連なって島嶼状の，あるいは扁平上皮側から伸延した形の菲薄な扁平上皮様上皮所見（写真6）になるが，次第に多くの腺開口のみられる典型的な移行帯となる．これらが，さらに上皮層が厚くなり分化すると，肥厚感が増し，小さい黄色調，平滑隆起のナボット卵を伴うような晩期型となる．肥厚感が強く不透明感を伴うのをわれわれは肥厚型と呼び，異形成や上皮内癌が混ずるために生検を行うよう心掛けている（写真6～10）．

2．異常所見　Abnormal Colposcopic Findings（ACF）

1）移行帯内　Within the Transformation Zone

通常の移行帯内に発生する異常所見をいう．この異常所見を示すcervical neoplasiaは異形成，上皮内癌，微小浸潤癌を意味し，コルポスコピー的および肉眼的癌は除外される．

異常所見は，白色上皮，赤点斑，モザイク，白斑，異型血管域より成り立ち，これらの定型像からやや亜型のものまで多彩である．新分類では，これらをほぼ軽度と高度の2段階にgrading（細分類）している．すなわち，軽度は加工の変化も少なくて所見も明瞭でなく，加工所見の消退も早い（組織学的には扁平上皮化生〜軽度異形成）．高度（定型的）は所見が明瞭でそれぞれの典型を示すものである（組織学的には中等度・高度異形成・上皮内癌・微小浸潤癌）．また，より高度なものは病巣が隆起してやや表面の粗糙がみられ，単純診で容易に所見を捉えることもできるが，加工により鮮明となり，その消退も3分以上と長い（組織学的には微小浸潤癌から5mmくらいまでの初期癌）ものまで含まれる．このような所見の程度の分け方でほぼその病変の程度が推定できる．各所見とも単独で認められれば比較的分かりやすいが，これらが合併したり種々の程度のものが複合すると難しくなる（表3）．

以下，各所見について述べる．

（1）白色上皮　Acetowhite Epithelium（W）

IFCPCの定義での白色上皮は，酢酸加工によって白色化する領域を指しており，加工の消失により消退する．加工前より白色が認められるのは白斑である．軽度のものは酢酸加工で菲薄に出現し，早く消退する．高度では加工により鮮明に出現するが肥厚せず，さらに高度では肥厚している．白色上皮の加工前には当領域に微細な異型血管像が認められたり，腺開口部が存在する（写真11〜16）．

a）扁平型（Flat）　白色上皮の表面が平滑なものをいう．

b）微小乳頭型（Micropapillary or Microconvoluted）　白色上皮の表面が粗糙で，小乳頭状のものを前者に，アバタ状（ゴルフボールの表面様）のものを後者とする．HPV感染を示唆する所見とされる（写真17, 18）．

c）腺口型（Atypical Glands；aGO）　この所見は，国際分類には記載されていない所見であるが，コルポスコピーによる診断に必要な所見として本

表3 異常所見の細分類所見（大阪医大）

所　見		細分類所見の主要鑑別点	想定組織背景
白色上皮（W）	1	酢酸加工診で菲薄出現，消退が早い	扁平上皮化生，軽度異形成，HPV感染
	2	酢酸加工診で鮮明出現，肥厚なし～あり	高度（中等度）異形成，上皮内癌，微小浸潤癌
赤点斑（P）	1	酢酸加工診で菲薄出現，消退が早い	扁平上皮化生，軽度異形成，HPV感染
	2	酢酸加工診で明瞭，肥厚なし～あり	高度（中等度）異形成，上皮内癌，微小浸潤癌
モザイク（M）	1	酢酸加工診で菲薄出現，消退が早い	扁平上皮化生，軽度異形成，HPV感染
	2	酢酸加工診で明瞭，肥厚なし～あり	高度（中等度）異形成，上皮内癌，微小浸潤癌
白　斑（L）	1	酢酸液で除去できる	扁平上皮化生，軽度異形成，HPV感染
	2	酢酸液で除去できない	高度（中等度）異形成～微小浸潤癌
異型血管（aV）	1	限局赤色面が平坦で，血管微細，境界不明瞭，加工で血管像は消退する	軽度～高度異形成
	2	限局赤色面に粗糙性にみられ，境界および血管明瞭	上皮内癌，微小浸潤癌
異型腺口（aGO）	1	酢酸加工診で明瞭な白色輪，肥厚なし	軽度～高度異形成
	2	酢酸加工診で明瞭，肥厚白色輪 肥厚白色輪	上皮内癌，微小浸潤癌
異常所見の合併所見（Tr）	1	白色上皮，赤点斑，モザイク，白斑の各1型の共存	扁平上皮化生，軽度・高度異形成，HPV感染
	2	白色上皮，赤点斑，モザイク，白斑の各2，3型の共存，あるいは異型血管の合併	上皮内癌，微小浸潤癌

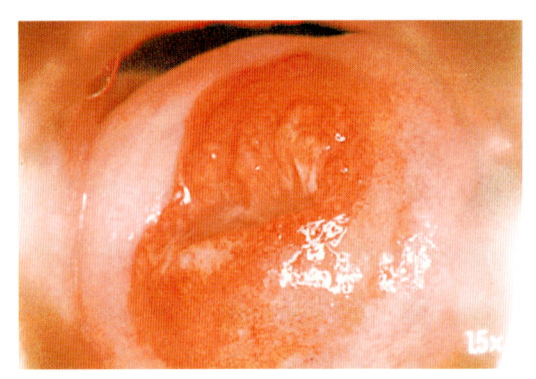

写真11　白色上皮（Wf）（酢酸加工前：軽度）
酢酸加工前は単なるびらんで，微細な典型血管が認められる．

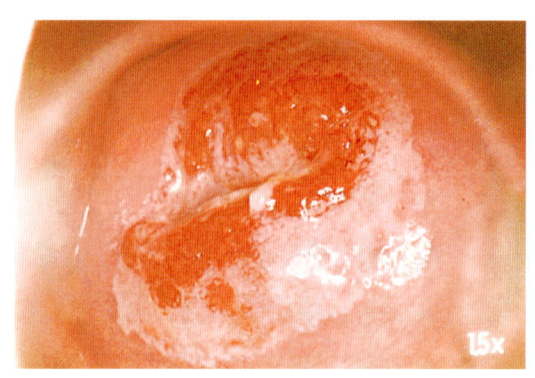

写真12　白色上皮（Wf）（写真11の酢酸加工後：軽度）
酢酸加工によって第一次SCJの内側に帯状の比較的菲薄な白色上皮が出現する．組織所見：中等度異形成．

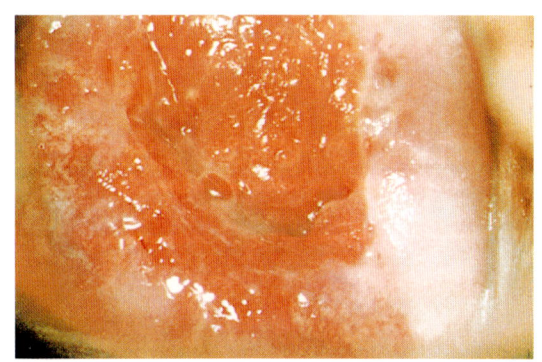

第2章　正常および異常所見の観察上のポイント　25

写真13　白色上皮扁平型（Wf）（酢酸加工前：高度）
単純診では微細異型血管が認められるだけの赤色びらん面としてみられる．

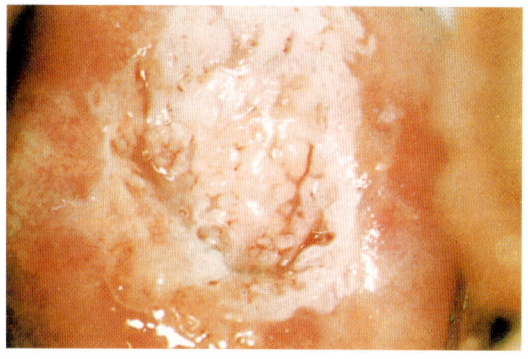

写真14　白色上皮扁平型（Wf）（写真13の酢酸加工後：高度）
酢酸加工により，かなり明瞭にびらん部が白色化するが，肥厚を伴わない．組織所見：上皮内癌．

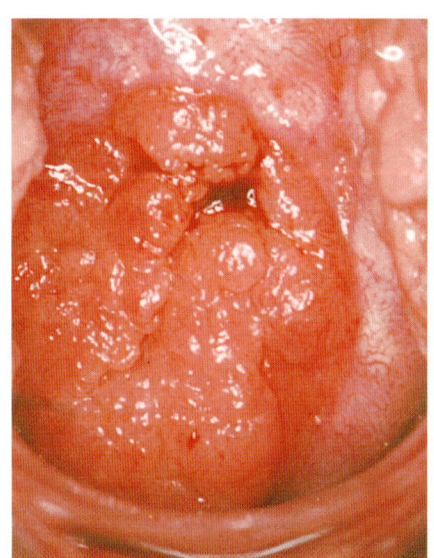

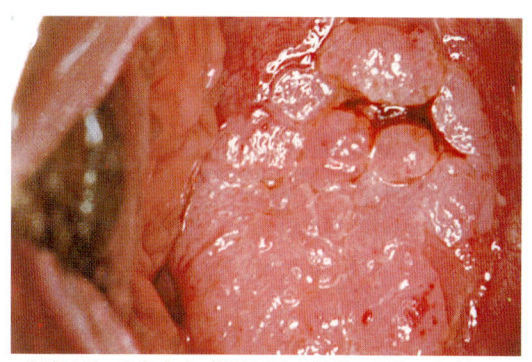

写真16　白色上皮（写真15の酢酸加工後：高度）
加工によって鮮明に白色化し，肥厚感を伴う．組織所見：微小浸潤癌．

写真15（左図）　白色上皮（酢酸加工前：高度）
主として後唇のびらんは隆起し，表面凹凸，黄色調を伴っている．出血傾向もみられる．

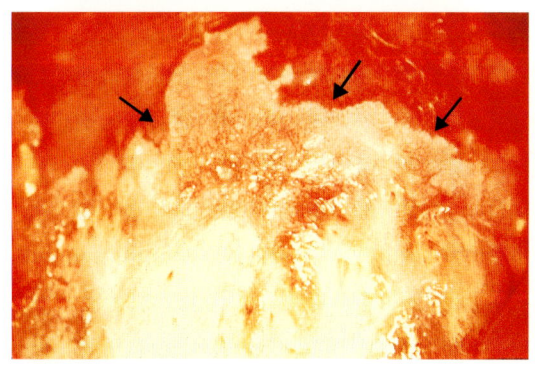

写真17　白色上皮微小乳頭型（Wp）（酢酸加工後：軽度）
白色上皮の表面が粗糙で小乳頭状（矢印）にみられる．HPV感染を示唆する．組織所見：HPV感染を伴う軽度異形成．

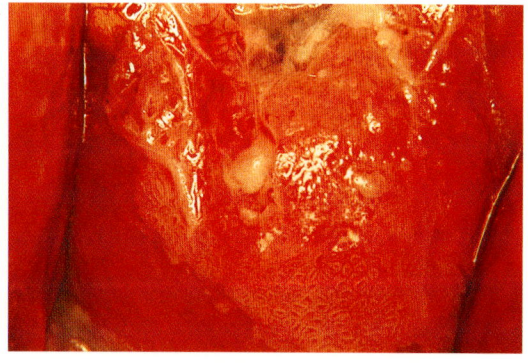

写真18　白色上皮微小乳頭型（Wp）（酢酸加工後：高度）
白色上皮の表面が粗糙で，アバタ状あるいはゴルフボール表面様である．組織所見：HPV感染を伴う上皮内癌．

邦で採用されている．

これは組織学的に頸管腺侵襲の病巣を示していることがあり，この頸管腺侵襲が異型腺口としてコルポスコピーに反映されている．教室では異型腺口を2型に分けて，腺口周囲に酢酸加工によって白色輪が比較的明瞭に出現するものを軽度，白色輪が明瞭で肥厚感があり加工時間が延長するものを高度としている（写真19）．

> 参考：腺口分類（岸氏）
> 正常の腺口の形態は移行帯のなかに出現する小孔で，周囲に輪状の細く，弱白色調を示す部分を有するが，これを I 型とし，充実性の頸管腺侵襲を反映すると思われる明瞭な充実性の微小白色上皮状の腺口を V 型として，その間の輪の太さ白色調の程度，盛り上がりの程度で5段階に分類したものである．この分類のII 型では高度 dysplasia 以上の病変が存在する率は5％，III 型では約50％，IV・V では90％に達するという．

(2) 赤点斑　Punctation（P）

点状血管が一定の領域にある所見をいうが，定義には加工による変化は関係がない．加工により背景は白色となり，血管は点状の，正確には毬状の血管が比較的等間隔に存在する．軽度では病巣は加工によって菲薄に出現し，その消退が早い．高度では加工前にも判断可能であるが，加工により明瞭に白色化するものの肥厚はみられない．さらに高度になると加工前に容易に診断でき，肥厚があって加工により所見は鮮明に認められる（写真20，21）．

(3) モザイク　Mosaic（M）

従来の分類の定義では，赤い境界で分離された一定領域で血管像がモザイクを示すとされる．酢酸加工前後の所見の変化については触れられていない．

軽度のものでは酢酸加工によって菲薄な白色調の背景をもつモザイク血管所見が捉えられる．高度になると加工せずとも一定の赤色領域にモザイク網を観察することができ，これらは加工後に明瞭な境界と白色調を示す領域にそのモザイクをみる．高度になると白色調が強くなり，モザイク血管は太くなり，間隔が開き乱れる（写真22～27）．

(4) 白　斑　Leukoplakia（L）

酢酸加工前に観察される盛り上がりのある白色苔（斑）で，主に表層に角化症や錯角化症を伴う扁平上皮系異常である．この所見は移行帯の外側でも存在する．軽度は酢酸加工時に除去できるような小範囲で菲薄なもの，高度は酢酸加工時に除去できずに比較的大きく厚いものである．白斑は白色苔以外の所見を伴わないので組織推定が難しい（写真28～31）．

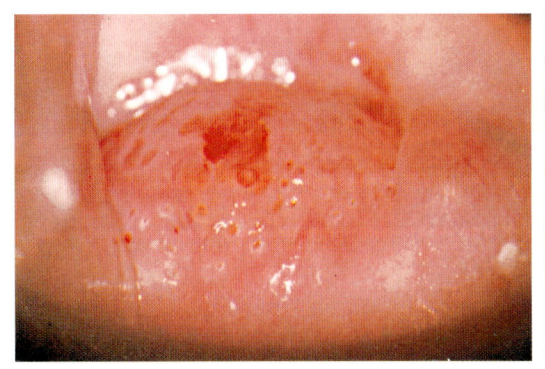

第2章　正常および異常所見の観察上のポイント　27

写真19　異型腺口（酢酸加工後）
移行帯所見での腺口周囲に酢酸加工によって白色輪がみられる．これは肥厚感なく，軽度である．組織所見：中等度異形成．

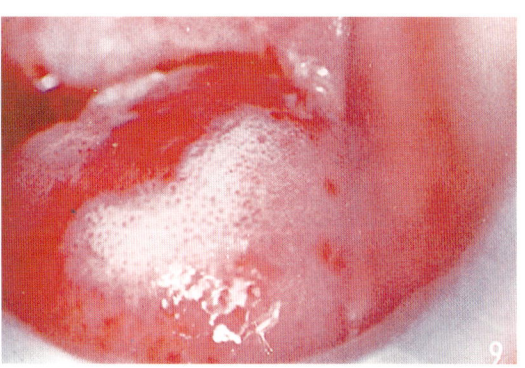

写真20　赤点斑（酢酸加工後：高度）
境界は不明瞭であるが，病変部は中等度である．組織所見：高度異形成．

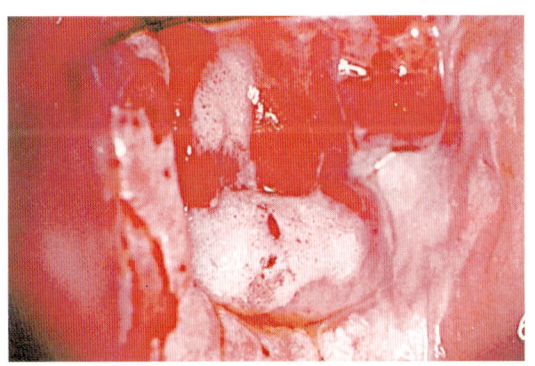

写真21　赤点斑（酢酸加工後：高度）
肥厚を伴う境界不明瞭な赤点斑で，高度の所見である．組織所見：微小浸潤癌．

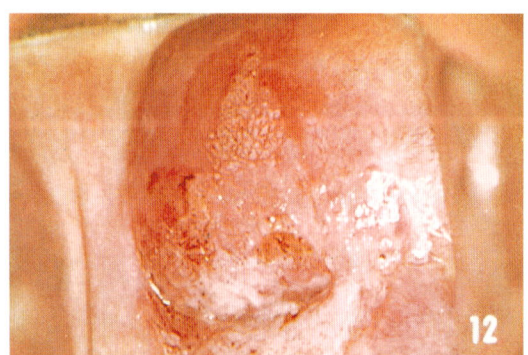

写真22　モザイク（酢酸加工後：軽度）
菲薄なモザイクで，酢酸加工による所見の消退は早い．組織所見：軽度異形成．

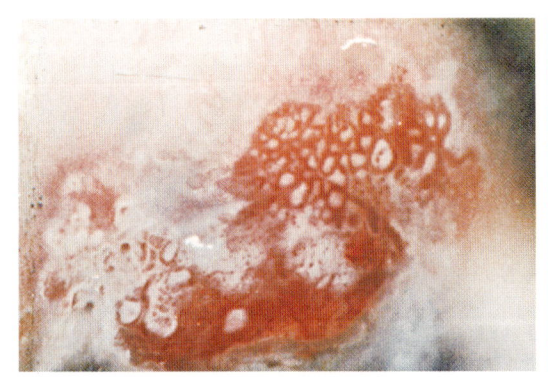

写真23　モザイク（酢酸加工後：高度）
比較的菲薄なモザイクと赤点斑がみられる．組織所見：高度異形成．

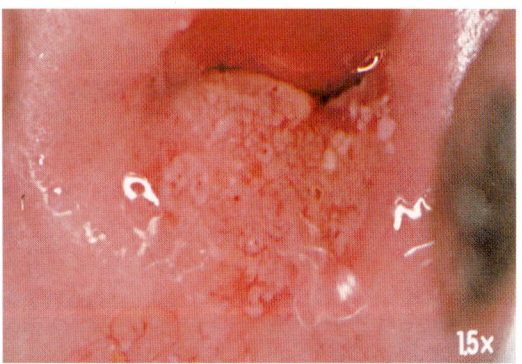

写真24　モザイク（酢酸加工前：高度）
後唇のびらんは加工しないにもかかわらず，モザイク状血管が捉えられる．

28　第1編　入門編

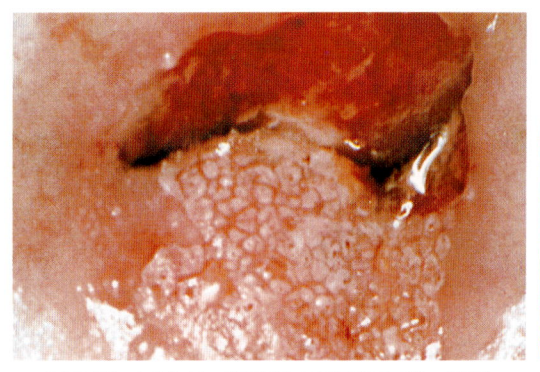

写真25　モザイク（写真24の酢酸加工後：高度）
加工後モザイクは鮮明化し，背景は白色化するものの，肥厚感は伴わない．組織所見：上皮内癌．

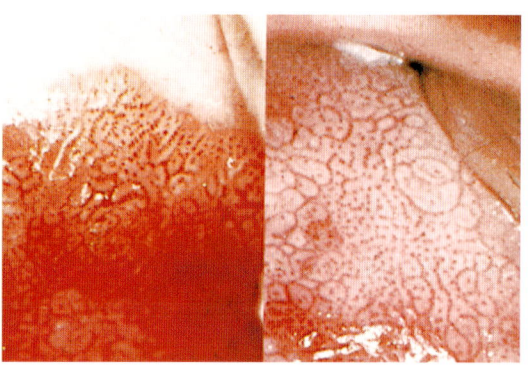

写真26　モザイク（左：酢酸加工前，右：酢酸加工後拡大：高度）
単純診で明瞭にモザイクが捉えられるのは高度である．組織所見：微小浸潤癌．

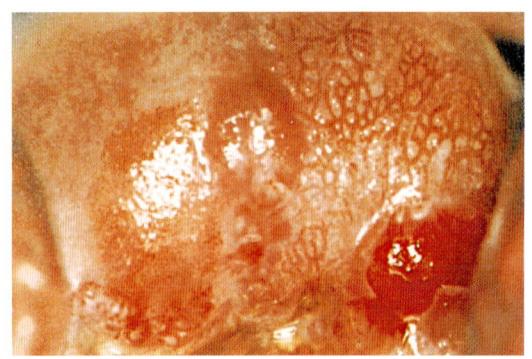

写真27　モザイク（酢酸加工前：高度）
左半分には赤点斑がみられるモザイク例で黄色調を伴う．組織所見：微小浸潤癌．

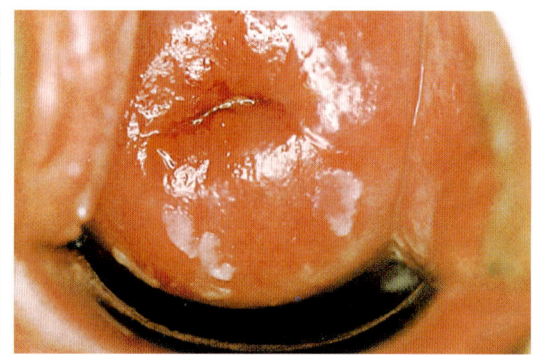

写真28　白斑（酢酸加工前：軽度）
びらんの外側（第一次SCJの内側）に菲薄な白斑がみられる．小範囲で酢酸塗布により容易に除去される．組織所見：錯角化を伴う化生上皮．

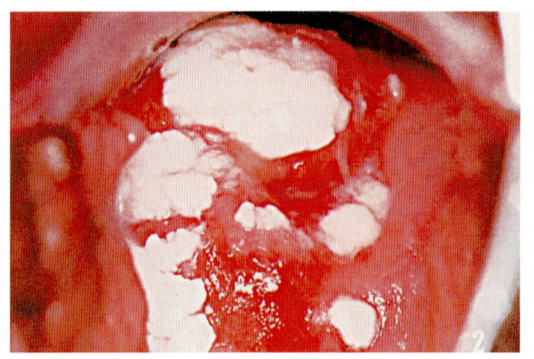

写真29　白斑（酢酸加工前：高度）
肥厚した大型の白斑が著明である．これは酢酸塗布などでは除去できない．組織診断：初期浸潤癌（4mm）．

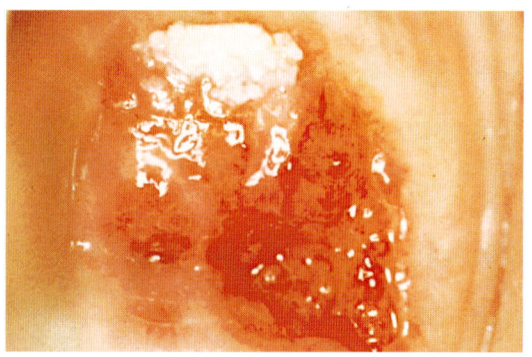

写真30　白斑と異型血管（酢酸加工前：高度）
中等度の角化上皮と明瞭な異型血管像，ならびにごく浅い潰瘍部分（異型血管）が認められる．

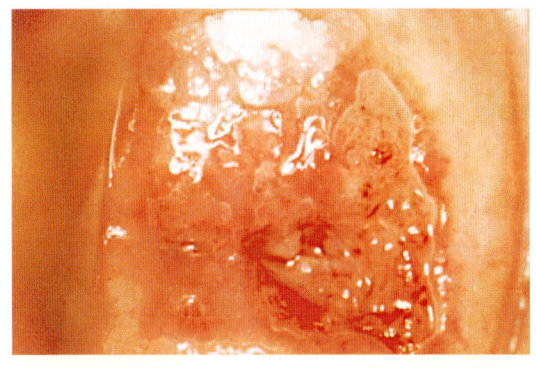

写真 31　白斑と異型血管（酢酸加工前：高度）
酢酸加工により白斑はかなり除去される．異型血管部分はやや白色調を帯び，血管は太いものを残して消退する．本例は異常所見が頸管内に約4mm上昇したUC-b例である．組織所見：微小浸潤癌．

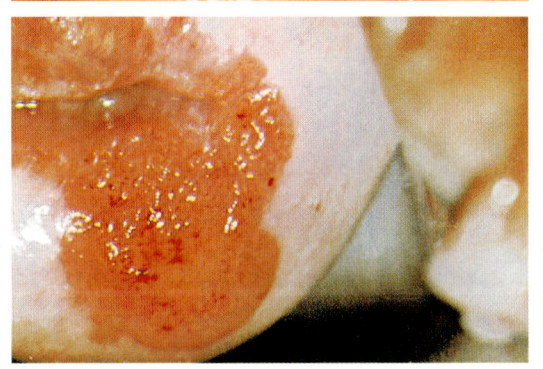

写真 32　異型血管（酢酸加工前：高度）
赤色びらんは隆起し，微細な糸くず状血管が認められる．やや易出血性である．

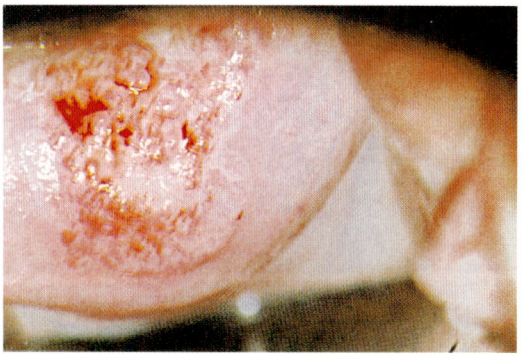

写真 33　異型血管（写真32の酢酸加工後：高度）
酢酸加工により，びらん面は軽度白色調を帯び，乳頭状に粗糙化する．一部には異型血管が残存して認められる．組織所見：微小浸潤癌．

(5) 異型血管域　Atypical Vessels (aV)

　血管像が赤点斑，モザイクを除いて，走行の異常な血管（コンマ状，コルク栓抜状，つる状）がみられる領域と定義されている．この所見は酢酸加工によって明瞭に白色化しないことが重要な条件であり，白色化すれば白色上皮となる．したがって，その鑑別には加工前と加工後の観察が大切であろう．

　異型血管像の定義は難しいので，われわれは図2（16頁）のごとく，血管像に名称を与えた．これは1本の血管の太さや走行が一様でなく，不規則に走行し，途中で途絶したり急に太くなったりし，進行したものでは粗な感じを与える．緑色フィルターやボスミン液塗布を行って微細な血管をみる場合も必要であるが，逆に誤診の原因にもなるので，むしろこれらに頼らないほうがよい．単純診の10倍で診る目を培えばよく，それで十分である．

　この細分類で，軽度は限局赤色面が平坦で異型血管像が微細，境界は不明瞭であり，加工で血管像は消退する．高度は限局赤色面に粗糙性がみられ，

境界および異型血管像は明瞭である．さらに高度になると，異型血管所見はコルポスコピー的癌（後述）との鑑別が難しく，解釈の違いによる個人差が生じることは否めない（写真32, 33）．

2）移行帯外　Outside the Transformation Zone　e. g. Ectocervix, Vagina

第一次扁平円柱上皮境界（SCJ）外の外頸部，腟および外陰部に上記の異常所見がみられるときにそれぞれの所見の範疇に入る．なお，腺口型は移行帯外所見には見られない．

3．浸　潤　癌　Colposcopically Suspect Invasive Cancer（IC）

IFCPC分類の定義では，臨床的に明確でないがコルポスコピーで明らかな浸潤癌をいう．しかし，本邦では肉眼的癌も含むとし，両者を区別した．前者に一致するコルポスコピー的癌をIC-a（colposcopic invasive carcinoma）とし，後者の肉眼的癌をIC-b（overt carcinoma）としている．

扁平上皮の浸潤癌は肉眼的に腫瘍あるいは潰瘍を形成している．コルポスコピーでも病変部の黄色調や隆起・陥凹があり，その表面は粗糙で部分的に壊死苔を伴う．さまざまな異型血管像が観察されるが，それらは太く，血管間距離も開き明瞭である．IC-aの場合には比較的病変の小さいものが多く，上述した白色上皮，赤点斑，モザイクなどの異常所見を合併してみられることが多い．

4．不　適　例　Unsatisfactory Colposcopy（UC）

コルポスコピーで扁平円柱上皮境界（squamo-columnar junction；SCJ）が可視できない症例をいう．この定義は，通常，用いる頸管開大鑷子で頸管内に部分的にSCJを認める場合も，UCにするか否かは議論の呼ぶところである．今回の改訂では，腟部に正常所見のみ観察できるのをUC-a，異常所見を認めるのをUC-bとした．鑷子では全周にわたってSCJを捉えることは難しい．UCの詳細についてはサービコスコピーの章に譲りたい（写真34）．

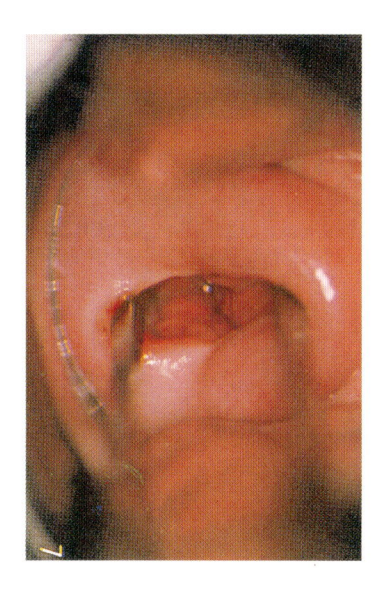

第2章　正常および異常所見の観察上のポイント　31

写真34　UC-a症例
　細胞診が陽性（class IV）であるが，腟部に全くびらんの認められない症例である．頸管ピンセットで外子宮口付近を観察しても異常所見はみられない．組織所見：上皮内癌．

5．その他の非癌所見　Miscellaneous Colposcopic Findings（MCF）

　cervical neoplasiaに無関係で，また正常所見にも含まれない種々の所見からなり，これらはそれぞれ単独で存在することは少なく，扁平上皮，円柱上皮や移行帯などに合併してみられる．

1）微小乳頭状病変　Non Acetowhite Micropapillary Surface（Pap）

　ごく小さい乳頭状表面所見であり，酢酸加工で背景も乳頭も白色化せず，新生物を疑えない．HPV感染により発生する（写真68参照）．

2）コンジローマ　Exophytic Condyloma（Con）

　移行帯やその内・外側にみられる外向発育性病変である．臨床的に分けることは難しいが，簡単にコンジローマは多発性，パピローマは単発性と分けてもよい．
　コルポスコピーでは，小さいもので数個，大きいものでは数十個の乳頭をもって表面隆起し，各乳頭は揃い，円柱上皮のそれよりやや大きい．各乳頭内には正面からは毬状，側面からは樹枝状，綿状，ヘアピン状のごとくみら

れる．一般にパピローマの乳頭のほうが長いようである．酢酸加工で乳頭は乳白色化する（写真65～67参照）．

　最近，human papilloma virus 感染によって発生するといわれており，さらにそのウイルスは発癌との関連性も強く示唆されていることから，今後対応を考えねばならない．また，異形成を伴う異型コンジローマ（パピローマ）もあり，まれであるがverrucous carcinoma（疣状癌）を含むことから，これらについては細胞診とともに深い生検か，あるいは円錐切除による検索が必要である．

3）炎　症　Inflammation（Inf）

　充血した所見であるが，それは赤点斑に類似する微細な点状血管がび漫性に認められるものとされ，一般には腟壁に及んでいることが多い．個々の血管は拡大するとヘアピン状，毬状に観察される．トリコモナス，真菌や細菌感染によって生じる（写真35）．

4）ポリープ　Polyp（Po）

　以下の所見は国際分類に無く，本邦のみで用いる所見として追加された．

　ポリープは日常診療で頻度が高いもので，針頭大からさまざまの大きさのものまで観察され，それらの表面は円柱上皮，化生上皮，菲薄扁平上皮である．

　背景の腟部にコルポスコピー所見は何があってもよい．新生物を伴うことは少ない（写真36, 37）．

5）萎　縮　Atrophy（Atr）

　エストロゲンの減少が原因で扁平上皮が萎縮して非常に薄くなった所見をいう．したがって，閉経後婦人や高齢者に多くみられる．やや蒼白で淡い網状などの血管網が透見できる．斑点状の出血や真びらんを生じやすい．病的意義は少ない．

6）びらん　Erosion（Er）

　主に外傷によって上皮の剥離した領域をいう．したがって，剥離した上皮はびらんの辺縁に付着していることがある．びらん部には微細な毛細血管が密にみられ，新鮮なものでは小出血が認められる．移行帯におけるびらんは稀に新生物を混ずることがあることを心掛けていなければならない．

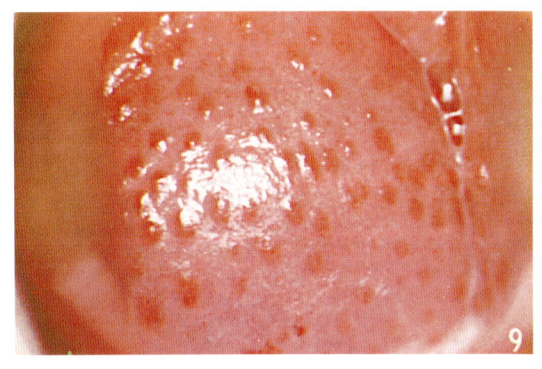

第2章　正常および異常所見の観察上のポイント　33

写真35　炎症所見（酢酸加工前）
後唇に赤色の斑点をみるが，腟も同様の斑点が存在する．トリコモナス腟炎による炎症所見である．

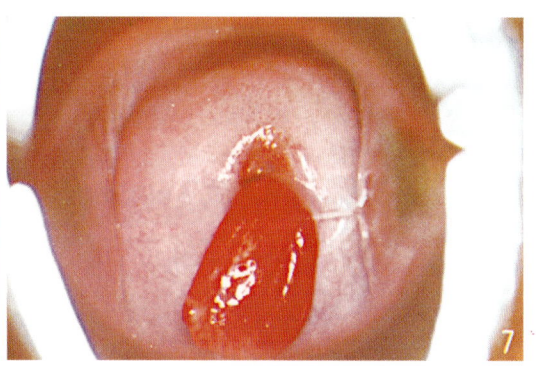

写真36　ポリープ（酢酸加工前）
頸管から中程度の大きさのポリープが認められる．表面は円柱上皮，化生上皮，菲薄扁平上皮などさまざまである．組織所見：頸管ポリープ．

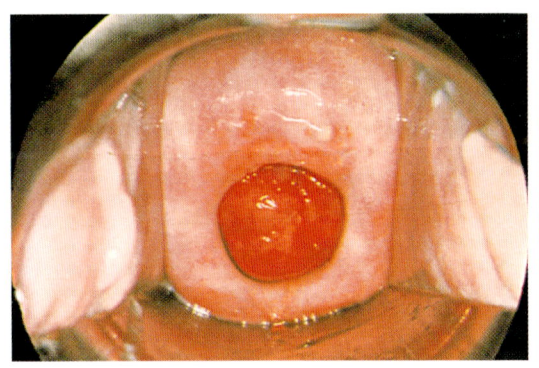

写真37　粘膜下筋腫分娩（酢酸加工前）
母指頭大，円形，表面平滑のポリープ状腫瘤がみられる．表面は扁平上皮のために，加工による変化はみられない．組織所見：平滑筋腫．

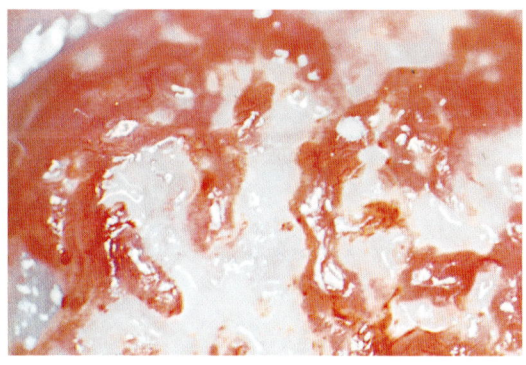

写真38　良性潰瘍（酢酸加工前）
腟部表面は全面肉芽と，潰瘍からなり，後者部分は壊死苔で覆われている．肉芽は血管増生（一部異型）を伴い，悪性を疑いやすい．組織所見：腟部結核．

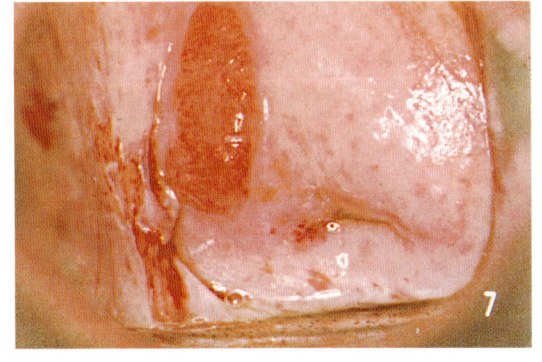

写真39　肉芽（酢酸加工前）
外傷によって生じた肉芽で隆起し，血管増生をみる．異型血管の存在は判然としない．加工によっても変化しない．組織所見：肉芽．

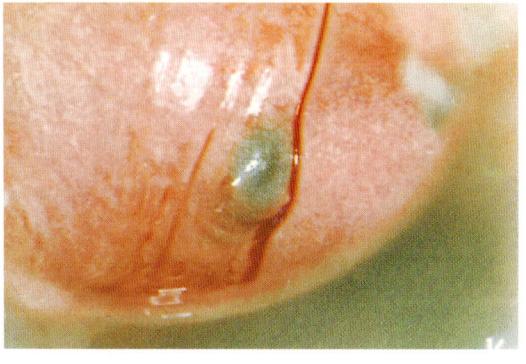

写真40　blue berry spot（酢酸加工前）
外性子宮内膜症患者にみられた後腟円蓋の血腫である．1～数個のことが多く，後唇および後腟円蓋にみられる．組織所見：子宮内膜症．

7）潰　瘍　Ulcer（Ul）

一般に比較的小型の潰瘍を形成し，壊死苔を伴いやすい．異型移行帯の所見を伴わない単一所見であることが条件になろう．外傷や一般細菌，結核，梅毒，ヘルペスなどの感染およびベーチェット病によって生ずる．悪性との鑑別が難しいので生検や follow-up が必要である（写真38）．

8）その他　（etc）

上記以外の腟壁にみられる良性所見を指す．たとえば，肉芽や blueberry spots などが挙げられる（写真39, 40）．また，よくみられる所見として規則正しい樹枝状を示す良性血管もある（写真86参照）．

付1．コルポスコピーの新しい国際用語・バルセロナ分類（2002）教室外文献11）

バルセロナ分類の原案をまず解説したい．

改訂序で述べたように，2002年6月に第11回IFCPC学会がバルセロナで開催され，コルポスコピーの新しい国際分類が採択された（表4）．これは，現在使用している1990年のローマ分類が詳細かつ複雑化したために，今回逆に世界中の医師が判りやすく，また再現性の高い用語・分類を求めて簡素化が図られたものである．とくに用語の命名は，診断の過程で容易で，colposcopist の育成に助けになるものでなければならないという考えが基本になっている．変更の要点を以下にまとめた．

1．major, minor病変の分類を以前は欄外に示したが，新しい分類では大きな分類に組み込み，さらにシンプルな形となった．
2．移行帯を今までと違った記述にし，3型に分けた．
3．異常所見を以前は移行帯内外で分類していたが，今回は移行帯内外を同一にした．
4．Micropapillary, Microconvoluted の分類を除外した．
5．白斑の分類を除外した．
6．新たにイオジンに部分的に染色されるものを分類に加えた．
7．その他の非癌所見では keratosis, deciduosis, polyp を加えた．これらは以前はその他にまとめられていた．

次に各所見を概説する．

1）正常コルポスコピー所見

A．扁平上皮

扁平上皮は平滑でピンク調の特色のない本来子宮頸部，腟を被う上皮であ

表4 International Federation for Cervical Pathology and Colposcopy Colposcopic Classification

I.	Normal colposcopic findings	III.	Colposcopic features suggestive of invasive cancer
	Original squamous epithelium	IV.	Unsatisfactory colposcopy
	Columnar epithelium		Squamocolumnar junction not visible
	Transformation zone		Severe inflammation, severe atrophy, trauma
II.	Abdominal colposcopic findings		Cervix not visible
	Flat acetowhite epithelium	V.	Miscellanneous findings
	Dense acetowhite epithelium*		Condylomata
	Fine mosaic		Keratosis
	Coarse mosaic*		Erosion
	Fine punctation		Inflammation
	Coarse punctation*		Atrophy
	Iodine partial positivity		Deciduosis
	Iodine negativity*		Polyps
	Atypical vessels*		

*Major changes.

る．そこには円柱上皮の残存を示す粘液産生のある上皮，腺開口，ナボット卵は認められない．この上皮は酢酸加工にて白色化せず，ルゴール液にて茶色に染色される．

B．円柱上皮

円柱上皮は単層で粘液を産生し，子宮内膜から扁平上皮または扁平上皮化生を示すところまで続く．コルポスコピーでは酢酸加工で典型的なブドウ状構造を示す．円柱上皮はふつう内子宮口まで存在し，まれには腟にも存在する．

C．移行帯

移行帯は円柱上皮と扁平上皮の間に存在し，この領域に種々の段階の化生がみられる．化生上皮は酢酸加工により若干白色に変化し，ルゴール液にて一部茶色に変色する．正常な移行帯は円柱上皮内に島状に存在し，その周りに扁平上皮化生，腺開口，ナボット氏卵が存在する．

移行帯は次の3つの型に分類される．

タイプ1の移行帯は外子宮口外にあり，完全に目視できる．

タイプ2の移行帯は頸管内にあっても完全に目視できるが，外子宮口外の移行帯の移行帯の大きさはさまざまである．

タイプ3の移行帯は頸管内にもあって完全には目視できず，外子宮口外の移行帯の大きさはさまざまである．

少数の女性では移行帯は腟上部まで連続し，これは規則正しいモザイクパターンを有し，ルゴール液では一部もしくはすべてが染色されない．

●化生変化を想定するコルポスコピー所見

A）細く均一な太さの血管を伴う滑らかな表面

B）酢酸加工による軽度の白色化

C）ルゴール液にてまったく染色されないか，一部染色される

2）異常所見

A．白色上皮

酢酸加工後，核密度の高い部分は白色に変化する．この変化は未分化な化生上皮にも起こるが，一般的には酢酸加工による白色化が強く，早く，長く持続するものほど病変は高度である．円柱上皮のなかの強い白色化は腺系病変を示唆することがある．

B．赤点斑

部分的に血管は点状に出現する．細かい赤点斑の場合，病変部は軽度であるか化生上皮であるが，粗い赤点斑点の場合は病変部は高度である．

C．モザイク

コルポスコピー下には新生血管の形成がモザイクのように出現する．モザイクが小範囲の場合，病変部は軽度であるか化生上皮である．モザイクが粗く，広範囲で不規則な場合は病変部は高度である．

D．イオジン陰性

ルゴール液後，グリコーゲンを含む成熟扁平上皮は濃い茶色に染色される．イオジンに染色されない部分には未熟な上皮やCIN，低エストロゲン状態（萎縮像）が存在する．このなかで小さな斑点状となって染まる部分は，酢酸加工でも軽度に変化し，未熟な扁平上皮や軽度なCINを含む．まったくイオジンで染色されない，もしくは黄色に変化する部分は酢酸加工では濃い白色に変化する部分で，高度な CIN が想定される．

E．異型血管

血管像が赤点斑，モザイクや正常な上皮に見られる分枝した毛細血管ではなく，不規則な血管の走行であり，途中で中断も認め，コンマ状，コルク栓抜き状，つる状と称される．

●軽度の病変 (minor change) を想定するコルポスコピー所見
　A）不規則な外周を示す滑らかな表面
　B）酢酸加工による軽度の白色化，ゆっくり出現し速やかに消退する
　C）軽度に，しばしば斑点状にイオジンで部分的に染色される
　D）細かい赤点斑や細かく規則的なモザイク

●高度の病変 (major change) を想定するコルポスコピー所見
　A）明瞭な外周を示すおおむね滑らかな表面
　B）酢酸加工による高度の白色化，早く出現しゆっくり消退する
　　かきのような白さである
　C）イオジン陰性で，酢酸加工で高度に白色化した部分が黄色調を示す
　D）粗い赤点斑や広く不規則でさまざまな大きさのモザイク
　E）円柱上皮のなかの強い白色化は腺系病変を示唆することがある

3）浸潤癌を想定するコルポスコピー所見
A）不規則な表面，びらん，あるいは潰瘍
B）酢酸加工による高度の白色化
C）広範囲で不規則な赤点斑やモザイク
D）異型血管

4）不適例
不適例は扁平円柱上皮境界が可視できないものを指す．これは外傷，炎症，萎縮などによりコルポスコピーにより所見を見い出せない場合や子宮頸部が目視できない場合である．

5）その他の非癌所見
A．コンジローマ
移行帯の内外に見られ，HPV の感染を示す病変である．
B．角化
コルポスコピー下に一部に過角化を示す部分があり，白色の盛り上がり像を示す．これは酢酸加工前から白色であり，移行帯に存在し，識別しがたい．
C．びらん
真のびらんは上皮の剥脱した部分を指す．これは外傷によって生じたもので，病変へと変化しやすく異常所見となりやすい．
D．感染
E．萎縮
低エストロゲン状態による上皮の変化
F．Desiduosis
妊娠による変化
G．ポリープ

付2．バルセロナ分類に対応した新コルポスコピー分類

日本婦人科腫瘍学会では IFCPC の関連学会としてバルセロナ分類への対応について検討を重ねてきた．その結果，バルセロナで採択された新国際コルポスコープ所見分類をもとに，わが国でも現行コルポスコープ所見分類の改訂を実施すること，改訂にあたっては可能な限り簡潔なコルポスコープ所見分類の作成と現行のコルポスコープ所見分類に慣れている医師にとって混乱なく受け入れ可能な分類を提示することとした．バルセロナ分類は，HPV 所見の排除，Grading の直接書き込み，ヨード塗布試験の強化，白斑を異常

所見（Abdominal Colposcopic Findings）からその他所見（Miscellaneous findings）に移動したなどの特徴を有しているが，HPV所見の排除およびGradingを所見に取り入れることとし，白斑は異常所見とし，わが国では馴染まないとしてヨード塗布試験とDeciduosisはわが国の改訂コルポスコピー所見分類には加えないこととした．また，現行では採用している異型血管域でのGradingは，本来Atypical vesselsは高度所見にのみ認める所見であり，今回はGradingをしない案とした．このようにして作成された改訂コルポスコープ所見分類（表5）は日本産科婦人科学会でも承認され，今後は解説図譜の発刊が予定されている．

表5　新コルポスコープ所見分類

A）正常所見	Normal Colposcopic Findings	NCF
1　扁平上皮	Original squamous epithelium	S
2　円柱上皮	Columnar epithelium	C
3　移行帯	Transformation zone	T
B）異常所見	Abnormal Colposcopic Findings	ACF
1　白色上皮		W
軽度所見	Flat acetowhite epithelium	W1
高度所見	Dense acetowhite epithelium	W2
腺口型	Gland opening（腺口所見が主体の場合）	Go
軽度所見	Gland opening：mild finding	Go1
高度所見	Gland opening：severe finding	Go2
2　モザイク		M
軽度所見	Fine mosic	M1
高度所見	Coarse mosic	M2
3　赤点斑		P
軽度所見	Fine punctation	P1
高度所見	Coarse punctation	P2
4　白　斑	Leukoplakia	L
5　異型血管域	Atypical vessels	aV
C）浸潤癌所見	Colposcopic Features Suggestive of Invasive Cancer	IC
コルポスコピー浸潤癌所見	Colposcopic invasive cancer	IC-a
肉眼浸潤癌所見	Macroscopic invasive cancer	IC-b
D）不適例	Unsatisfactory Colposcopic Findings	UCF
異常所見を随伴しない不適例	UCF without ACF	UCF-a
異常所見を随伴する不適例	UCF with ACF	UCF-b
E）その他の非癌所見	Miscellaneous Findings	MF
1　コンジローマ	Condylomata	Con
2　びらん	Erosion	Er
3　炎　症	Inflammation	Inf
4　萎　縮	Atrophy	Atr
5　ポリープ	Polyp	Po
6　潰　瘍	Ulcer	Ul
7　その他	Others	etc

第3章
酢酸加工診の意義

はじめに

　コルポスコピーにおいて酢酸加工診は重要な観察手段である．何といっても明瞭に捉えられない所見が鮮やかに変貌するのは実に素晴らしい．しかし，安易に最初から加工診のみを行うのは初心者のときのみとし，少し慣れると加工する前の単純診を十分行うように習慣づけるほうがよい．これによって扁平上皮系前癌から初期癌に至る質的診断，あるいは腺癌の診断，さらには乳頭状所見を呈する各疾患（円柱上皮，パピローマ・コンジローマ，扁平上皮癌や腺癌）の判別が可能となる．

　加工診に用いる酢酸溶液は，過去種々の濃度（1～4％）が使われていたが，日本婦人科病理・コルポスコピー学会では3％溶液を常時使用することで合意した．また，酢酸加工診は加工後60秒前後が所見の最も鮮明な時期で，観察に適している．一般に加工所見は初期（出現時期），鮮明期そして消退期の3期に分かれ，それぞれの時期によって所見の変化することがある．極端な例を挙げれば，出現時期に肥厚した移行帯，ピークには白色上皮，そして消退期にはモザイクを示すものがある．このように所見の変遷があるのでコルポスコピーでは十分時間をかけて行うことを心掛けねばならない．今回はこの酢酸加工診のもつ時間的意義を中心に述べたい．

1．酢酸加工の原理

　　Rene（1977）は，酢酸により上皮が白色化するのは細胞質および核に含まれる蛋白質の凝固により生じ，その変化は速く可逆性で，異型化した細胞に

は多くの蛋白質を含むと述べている．しかし，この現象だけとすると，癌ほど白色度や反応が強くてもよいはずであるが，実際には一致せずコルポスコピーの加工所見を説明できない．組織所見上，表面に完全あるいは不完全角化層がある程度存在し，その下層に異型細胞層があって全体として厚い上皮層を有している場合には加工度が強いという事実がある．このことから，表層や異型細胞層中の細胞密度や異型度その他にこれら細胞中のケラチンを含めた何らかの物質が関与しているのではないかと考えられる．

2．実　施　法

　通常行う手技であるが，もう一度まとめてみたい．乾燥腟鏡挿入後，細胞診用標本を綿棒で出血させぬように注意深く採取し，その後コルポスコピーで観察する．まず，粘液は比較的大きな綿球を静かに回しながら除去する．初めは10倍率でくまなく腟部全体を観察する．成熟期婦人ではびらん周辺部，高齢者では外子宮口周囲から頸管開大用鑷子（無鉤長鑷子でもよい）で頸管を開いて診る．この単純診ではびらんの境界，表面の粗糙性，色調，血管像を観察するが，とくに血管像は詳細に観察することが大切である．ときにはボスミン液の塗布，緑色フィルター併用あるいは20倍率に拡大して観察してもよい．通常は10倍率で十分で，その後加工診を行う．3％酢酸溶液に浸した比較的大きい綿球をびらん面に15～20秒間くらいあてがって（擦過してはいけない）から観察を始める．約1～3分間くらい観察すると，良性加工所見では消退性変化まで捉えることができる．頸管内は酢酸液に浸した細胞診採取用の小型綿棒あるいは耳鼻科用綿棒を頸管内にわずかに入れ，これで加工や粘液の除去をかねながら外子宮口を広げるとよい．

3．加工時間，程度の検索とその結果

　異形成15，上皮内癌21，微小浸潤癌14，浸潤癌12の計62例に，3％酢酸液による加工を施して，加工後（－～++）に分類，出現から消退までの持続時間と上皮の悪性度との相関を検討した．症例ごとの塗布酢酸液量や残留液の差を無くすために，酢酸綿球の塗布時間は約15秒とし，その後生理的食塩液で2～3秒洗浄し観察した（写真41～45）．

第3章　酢酸加工診の意義

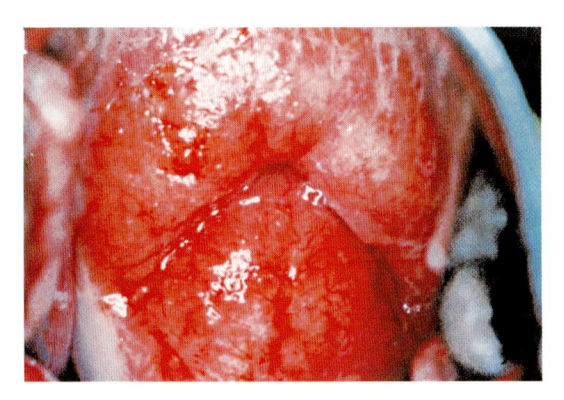

写真41　微小浸潤癌症例の酢酸加工前
びらん部分は大きく，とくに後唇は充血状で大部分良性血管であるが，一部に糸くず状の異型血管をみる．

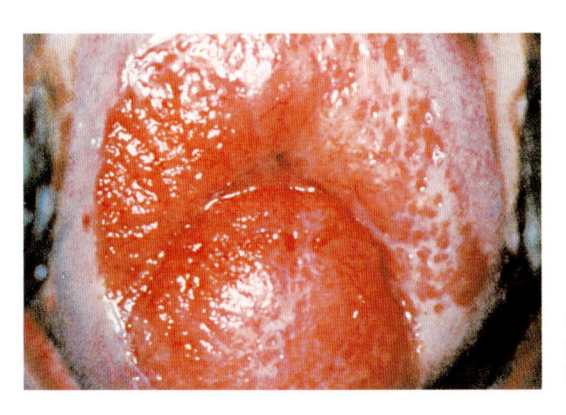

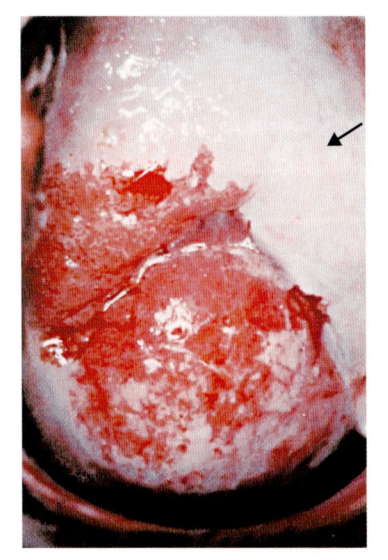

写真42　写真41と同一症例の酢酸加工後1分
加工所見のピークを示し，前唇は肥厚した白色上皮（強い高度）を示す．10時方向の血管は糸くず状を示す．生検は外子宮口近くの2時方向（矢印）である．

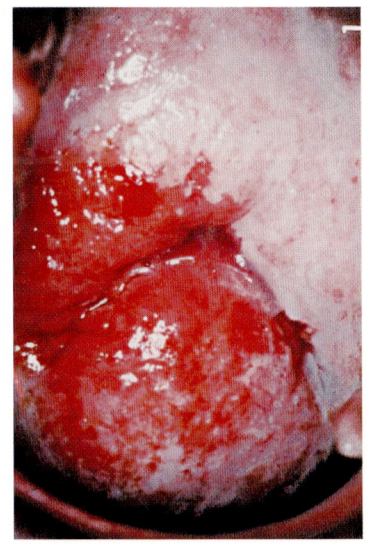

写真43　写真41と同一症例の酢酸加工後2分
前唇の白色上皮は肥厚感が減じ，後唇ではやや赤色びらん面が拡大している．

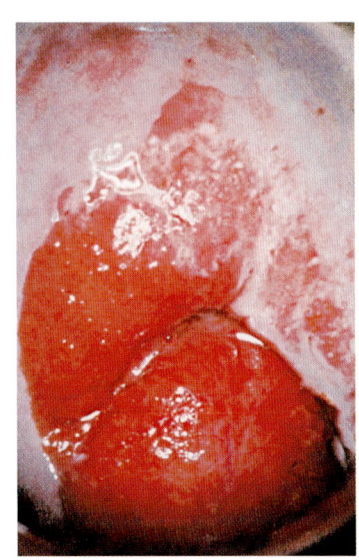

写真44　写真41と同一症例の酢酸加工後3分30秒
前唇は淡い白色上皮の中心部に，菲薄なモザイク様血管像が出現している．後唇にはほとんど加工の影響が消失している．

写真45　写真41と同一症例の酢酸加工後5分
前唇に加工による変化がわずかに残って，腺開口所見がみられる．1時方向の外子宮口に近い部分はやや黄色調を呈する．このように微小浸潤癌程度になると白色上皮の加工度は強く，持続時間も5分くらいに延長する．

その結果は，図5に示すように，扁平上皮（S）では変化がほとんど無く，円柱上皮（C）では加工度（++），加工時間30〜40秒，移行帯（T）では加工度（+）〜（++），加工時間は1分〜2分20秒であった．このうち，異形成などを含む肥厚型T3は加工度（++），加工時間は30秒と短いものから4分と長いものもみられた．ここでは白色上皮（W），赤点斑（P），モザイク（M）を3型（軽度1，高度2，3型）に分けて検討すると，各1型（軽度）では，加工度（+），加工時間1〜5分，2・3型（高度）では加工度（++）で2〜6分の幅広い加工時間を示したが，とくにW2では著明なばらつきを認めた．これらM，P，Wの合併した所見をTrとし，MPWの1〜3型に従ってTrを1〜3型に分類すると，Tr-1では加工度（+），1分30秒から2分，Tr-2およびTr-3では加工度（++），持続時間1分30秒から5分の加工時間を示した．浸潤癌（IC）でも加工度（++），持続時間2〜5分と幅広くみられた．なお，異型腺口（aGO）は，1型はW1と，2型はW2の結果に一致し，異型血管（aV）は加工による変化は少なく反応時間も軽度であった．

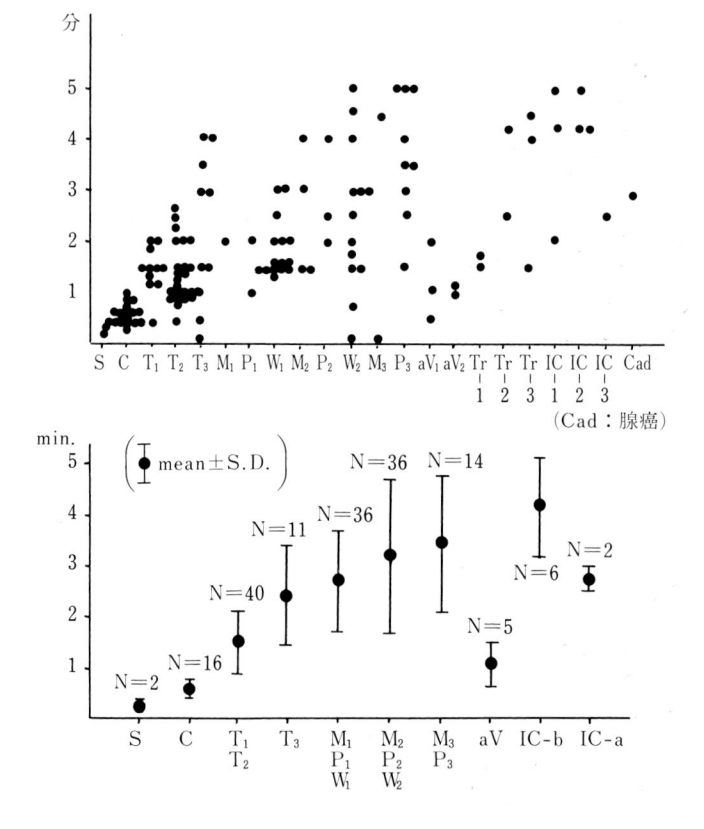

図5　細分類各所見と酢酸加工持続時間

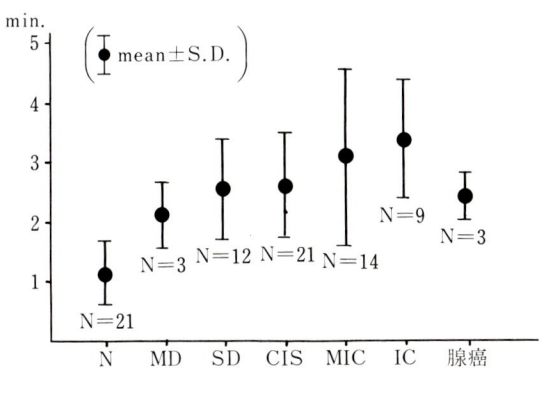

図6 各上皮異常と酢酸加工持続時間

次に各上皮異常と酢酸加工時間の関係をみると（図6），異常所見のみられないもの（N）では大部分が2分以内に消退するが，軽度～高度異形成（MD～SD）では1分から4分と幅広かった．上皮内癌（CIS）でもほぼ同様であった．微小浸潤癌（MIC）や浸潤癌（IC）では20秒から9分とさらに広い幅を示した．

ま と め

加工時間は各上皮によって異なり，とくに移行帯，モザイク，赤点斑，白色上皮では上皮の悪性度と酢酸加工時間との間に相関がある程度認められた．したがって，これらの知見は移行帯，モザイク，赤点斑，白色上皮と異型腺口における病変の推定診断に大切と考えられる．

第2編 応用編

第1章
微小浸潤癌所見の特徴
－浸潤開始の判定－

はじめに

　集団検診の普及は頸部初期上皮異常の発見率を高めてきたが，正確な術前診断は円錐切除によって病巣の全体像を捉えることが必要とされている．しかしながら，即断が可能で，しかも簡便なコルポスコピーで微小浸潤癌（新臨床進行期分類では5mmまでの浸潤）を選別できれば，術前診断の正確さが増すと考えられるのでここでまとめてみたい．

1．微小浸潤癌の組織学的占拠部位

　微小浸潤癌31例の8等分割切片における浸潤部位を第一次扁平円柱上皮境界（squamo-columnar junction；SCJ）を中心として，その組織学的占居部位を検討した．図7のごとく，総計67ヵ所に浸潤を認め，浸潤部分（実線で示す）がSCJより扁平上皮側に広がるものが3ヵ所に認められ，他はすべてSCJより円柱上皮側に浸潤部位が存在していた．
　つぎに，外子宮口の病巣と占居部位との関係を表すと図8のごとくで，浸潤部位が外子宮口より外側に認められるものが39.1％存在した．

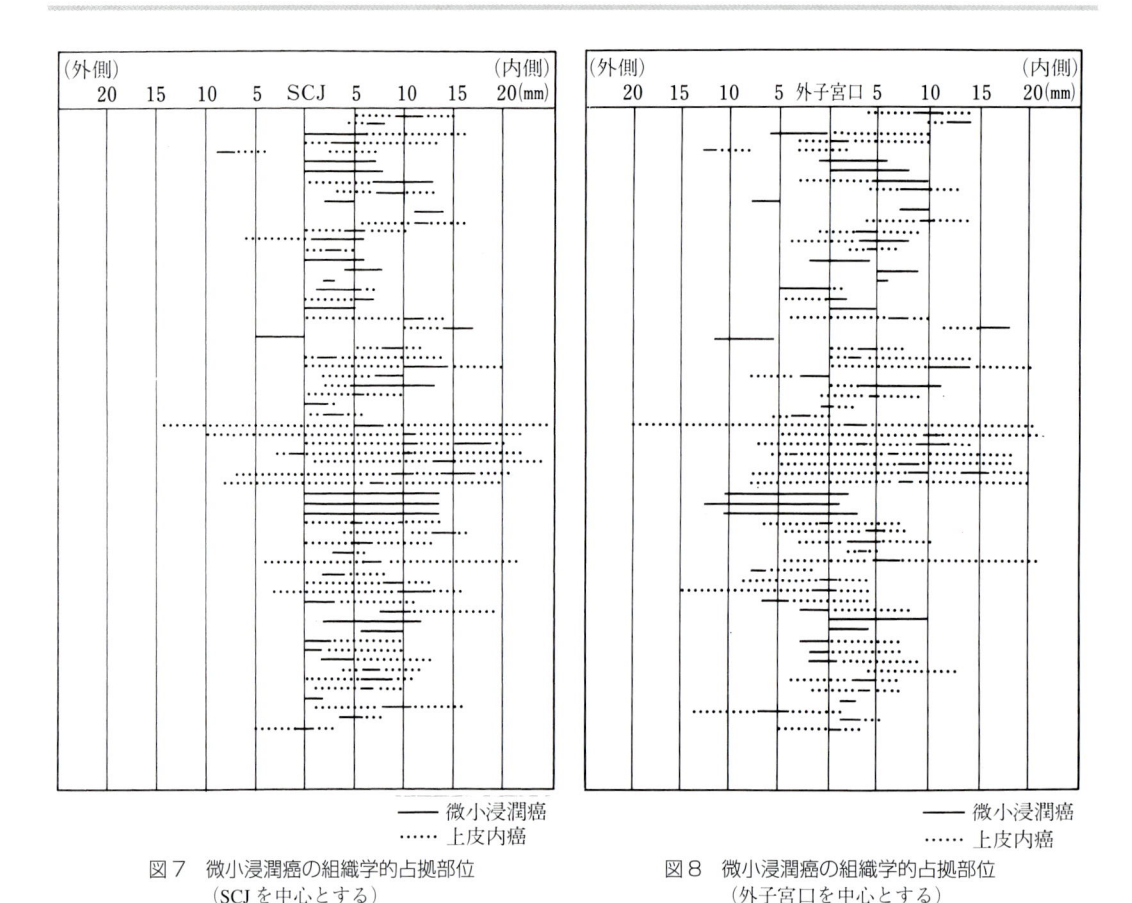

図7 微小浸潤癌の組織学的占拠部位
（SCJを中心とする）

図8 微小浸潤癌の組織学的占拠部位
（外子宮口を中心とする）

―― 微小浸潤癌
…… 上皮内癌

2．微小浸潤癌の浸潤深度，広がりとコルポスコピー所見

1）コルポスコピー所見と存在様式

　コルポスコピー所見の細分類と異常所見の存在様式（図9）との関係について検討すると，表6のごとく，Ib型では種々のコルポスコピー異常所見のものがみられるが，Ic型，IIa型，IIb型では白色上皮，赤点斑，モザイク，異型血管の2つ以上の合併所見を示すものが多く，この所見と型は微小浸潤癌の診断上重要なものといえる．

2）異常所見の良性所見に対する面積比と周囲比

　コルポスコピー異常所見の存在様式の分類におけるII型について，コル

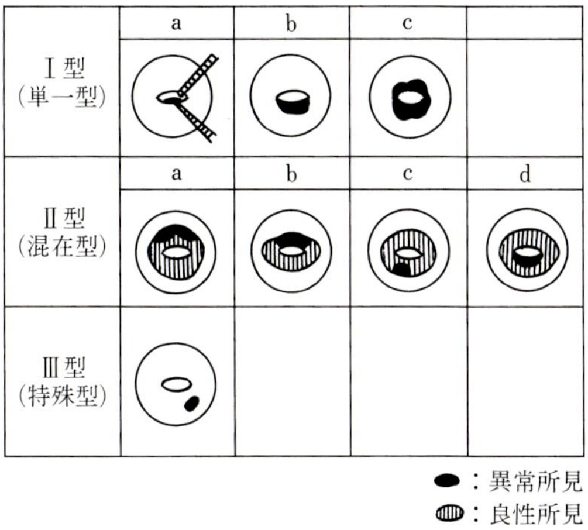

図9　コルポスコピー所見の細分類と異常所見の存在様式の関係

●：異常所見
▥：良性所見

表6　コルポスコープ所見と異常所見の存在様式

コルポスコープ所見	存在様式						
	Ia	Ib	Ic	IIa	IIb	IIc	III
白色上皮（W）							
赤点斑（P）	2	1			1		
モザイク（M）							
異型血管（aV）		1					
W, P, M, aVの合併が2つ以上	1	1	4	3	7		
浸潤癌（IC-a）	1	4		2	2	1	
浸潤癌（IC-b）							

ポスコピー写真に透明方眼紙を載せて，びらん全体に対する異常所見の面積ならびに周囲を百分率で算出した．表7のように，面積比は30〜80％までに含まれて，20％以下の症例はみられず，また周囲比はIIa, IIb型では30〜90％までの部分にあり，20％以下の症例はみられなかった．I型を100％としてみると，浸潤3mm以上では100％が多くみられた．

3）異常所見の存在様式と浸潤深度（表8）

Ia, IIa, IIc型では浸潤深度の比較的浅いものがみられ，Ib, Ic型は浸潤深度のやや深いものが多かった．IIb型では浸潤1mmまでのものから浸潤5mmのものまで種々の浸潤深度のものを含んでいるが，浸潤3〜5mm群では大部分がIb, Ic, IIb型であった．

表7　異常所見の良性所見に対する面積比と周囲比

浸潤の深さ	面積比 ~1 mm	1.1~2.0mm	2.1~3.0mm	3.1~4.0mm	4.1~5.0mm	周囲比 ~1 mm	1.1~2.0mm	2.1~3.0mm	3.1~4.0mm	4.1~5.0mm
10%										
20%										
30%	1		1			1				
40%	3			1		2				
50%	1					3				
60%	1		1					1		1
70%	1		1	1	2			3		1
80%			2					1		1
90%									1	
100%	(4)	(1)	(5)	(4)	(1)	(4)	(1)	(5)	(4)	(1)
計	11	1	10	5	4	10	1	10	5	4

( )型

表8　異常所見の存在様式と浸潤の深さ

存在様式	~1mm	1.1~2.1mm	2.1~3.0mm	3.1~4.0mm	4.1~5.0mm
Ia	3	0	1	0	0
Ib	0	1	4	2	0
Ic	1	0	0	2	1
IIa	4	0	1	0	0
IIb	2	0	4	1	3
IIc	1	0	0	0	0
IId	0	0	0	0	0
III	0	0	0	0	0

3．微小浸潤癌のコルポスコピー所見細分類

　　コルポスコピー所見を上皮性所見と血管所見に大別し，上皮性所見については色，光沢，表面の粗糙性，辺縁の形態，腺開口所見について，また血管所見は血管の形態，配列，密度について分類した（表9）．

表9 微小浸潤癌の浸潤深度とコルポスコピー所見

		組織所見	上皮内癌	微小浸潤癌 ～3 mm	～5 mm
上皮所見	色 (酢酸加工)	乳　白　色	2 (13)	3 (10)	
		白　白　色		2 (7)	
		淡　橙　色	8 (50)	7 (24)	5 (26)
		淡　紅　色	2 (13)	5 (17)	6 (32)
		赤　　　色	4 (25)	12 (41)	8 (42)
		黄　赤　色	5 (31)	8 (28)	8 (42)
		乳　白　色	6 (38)	14 (48)	4 (21)
		白　　　色	2 (13)		1 (5)
		淡　橙　色	2 (13)	5 (17)	3 (16)
		淡　紅　色	1 (6)	2 (7)	3 (16)
		赤　　　色			
		黄　赤　色			
	光　沢	良（つやつや光る）	6 (38)	3 (10)	3 (16)
		不良（くすんでいる）	10 (63)	26 (90)	16 (84)
	表　面	滑	2 (13)	3 (10)	1 (5)
		粗糙　皮膚様	4 (25)	13 (45)	4 (21)
		あばた様	10 (63)	13 (45)	13 (68)
		壊死様			1 (5)
		平　坦	6 (38)	5 (17)	1 (5)
		隆起　台地様	3 (19)	3 (45)	2 (11)
		ぶどう様			
		ポリープ様			
		半球様		1 (3)	2 (11)
		乳頭様	2 (13)	1 (3)	1 (5)
		いちご様	2 (13)		3 (16)
		岩山様	1 (6)	5 (17)	7 (37)
		巨大岩山様			
		陥凹　表皮欠損様	1 (6)	1 (3)	
		潰瘍様	1 (6)	3 (10)	3 (16)
		噴火口様			
	辺　縁	不　鮮　明	3 (19)	5 (17)	3 (16)
		鮮明　平坦	6 (38)	2 (7)	1 (5)
		隆起	7 (44)	17 (59)	9 (47)
		渚様		2 (7)	2 (11)
		堤防様隆起		3 (10)	4 (21)
	腺開口部	な　　　し	13 (81)	20 (70)	19 (100)
		あり　正常		1 (3)	
		細い白い輪状腺口		1 (3)	
		不明瞭な非隆起性腺口	1 (6)	3 (10)	
		明白な隆起性輪状腺口	1 (6)	2 (7)	
		充実性微小白斑状腺口	1 (6)	2 (7)	
血管所見	形　態	な　　　し			
		赤　　　斑			
		点　　　状	3 (19)	1 (3)	1 (5)
		樹　枝　状	2 (13)	4 (14)	1 (5)
		肥大樹枝状	1 (6)		
		線　　　状	1 (6)		
		環　　　状			1 (5)
		毬　　　状	2 (13)	8 (28)	2 (11)
		コルク栓抜状	1 (6)	5 (17)	2 (11)
		つ　る　状	1 (6)	5 (17)	5 (26)
		糸くず状	7 (44)	12 (41)	7 (37)
		樹　根　状			1 (5)
	配　列	点　　　状	5 (31)	9 (31)	7 (37)
		網　目　状	5 (31)	8 (28)	4 (21)
		不　規　則	6 (38)	12 (41)	8 (42)
	密　度	細	7 (44)	8 (28)	3 (16)
		粗　　　大	9 (56)	21 (72)	16 (84)

（　）内の数字は%

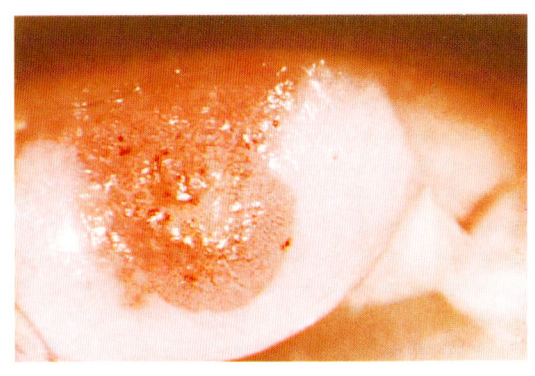

写真46　浸潤癌（コルポスコピー的癌：IC-a，酢酸加工前）
びらんは隆起し，表面はやや粗糙，やや橙黄色である．

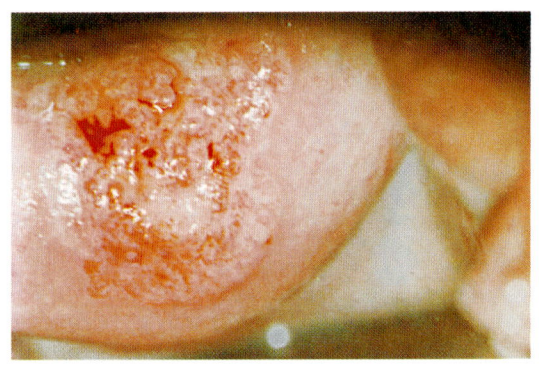

写真47　浸潤癌（写真46の酢酸加工後）
加工によってやや乳白色化するが，異型血管は完全に消退しない．やや出血傾向もみられる．組織所見：微小浸潤癌（3mm浸潤）．

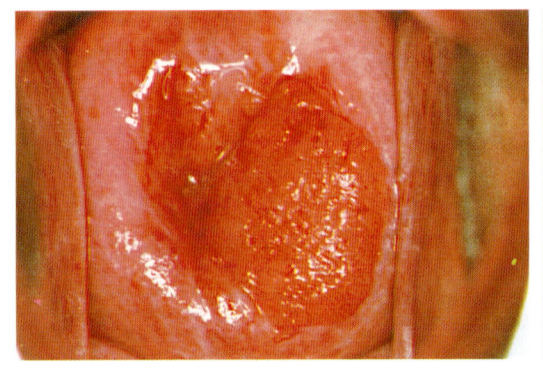

写真48　浸潤癌（コルポスコピー的癌：IC-a，酢酸加工前）
病変部は写真46，47の例よりも明瞭に隆起し，黄赤色調が強い．

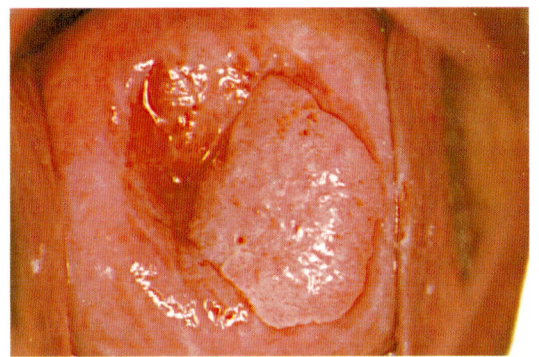

写真49　浸潤癌（写真48の酢酸加工後）
加工によって軽度に乳白色化するが，異型血管が残存している．組織所見：浸潤癌（5mm浸潤）．

　上皮内癌群，浸潤1.0～3.0mm（浸潤3mm）群，浸潤3.1～5.0mm（浸潤5mm）群に分けてみると，上皮性所見としては，色調は上皮内癌では乳白色，淡紅色，赤色，黄赤色を示すものがあるが，淡紅色のものが多く，酢酸加工では乳白色，白色化するものが主であった．浸潤3mm群（写真46，47）では淡紅色と赤色に加えて黄赤色が多く，赤色もやや黄色味の加わった濃橙色調を呈し，浸潤5mm群（写真48，49）ではさらに黄赤色調が強くなった．酢酸加工では，両者ともに乳白色，白色を呈するが，赤色味を帯びたものも多く認められた．光沢も浸潤3mm群，浸潤5mm群では不良であった．また，両群では強い粗糙性が認められ，浸潤深度が増すほど強かった．上皮内癌から浸潤3mm群，5mm群となるにつれて隆起性は増強し，浸潤5mm群では陥凹所見がみられた．異常所見の辺縁は上皮内癌，微小浸潤癌とも境界鮮明であり，なかでも微小浸潤癌では隆起したものが多く，浸潤3mm群，5mm

群では渚様, 堤防様隆起所見がみられた. 腺開口所見は認められないものが多く, とくに浸潤5mm群では腺開口所見を全く認めなかった.

つぎに, 血管所見では, 毯状, コルク栓抜状, つる状, 糸くず状の血管が主としてみられ, 浸潤5mm群では樹根状血管もみられた. なお, 浸潤3mm群, 5mm群では血管配列の不規則なもの, および密度の粗大なものが増加した.

ま と め

微小浸潤癌の浸潤部分がSCJより円柱上皮側に存在するものが67.2%, 外子宮口より外側に認められるものは39.1%であるが, コルポスコピーにて可視領域に異常所見を認めたものは95.5%であった. また, 上皮内癌部分を含めた病巣は浸潤深度の増加に伴って環状ならびに縦軸の広がりを増すため, コルポスコピーで異常所見の部分が拡大した.

微小浸潤癌の浸潤部分は黄赤色調を呈するものが多く, また浸潤深度が増すにつれて赤色所見がみられるようになる. 光沢は不良で粗糙性は強く, 隆起ないしは潰瘍としてみられる. この傾向は浸潤3mmを超えると著明となる. 辺縁は隆起して鮮明なものが多く, 渚様所見, 堤防様隆起は浸潤を疑う所見である. 血管は毯状, コルク栓抜状, つる状, 糸くず状の形態を示し, 不規則な配列, 粗大となる傾向がみられた.

以上の所見は, 上皮内癌から浸潤を開始したか否かの判定に重要な根拠になる.

参考1．頸部癌の新進行期分類

　進行期分類は診断法の進歩あるいは病態の解明に伴って変遷するが，治療法の決定，予後の推定や治療成績の評価などに際し，最も基本となるものといえよう．

　最も新しい分類は，1994年のモントリオールにおけるFIGOのCancer Committeeで決定された分類を本邦が一部修正して採用した．この新分類は，1998年以後に治療された患者から用い，登録事業にも用いられる．

1）臨床進行期分類（日産婦1997年，FIGO1994年）

0期：上皮内癌[*1]

I期：癌が子宮頸部に限局するもの（体部浸潤の有無は考慮しない）．

　Ia期：組織学的にのみ診断できる浸潤癌．肉眼的に明らかな病巣は，たとえ表層浸潤であってもIb期とする．浸潤は，計測による間質浸潤の深さが5mm以内で，縦軸方向の広がりが7mmを超えないものとする．浸潤の深さは，浸潤がみられる表層上皮の基底膜[*2]より計測して5mmを超えないものとする．脈管（静脈またはリンパ管）侵襲があっても進行期は変更しない．

　　Ia1期：間質浸潤の深さが3mm以内で，広がりが7mmを超えないもの．

　　Ia2期：間質浸潤の深さが3mmを超えるが5mm以内で，広がりが7mmを超えないもの．

　Ib期：臨床的に明らかな病巣が子宮頸部に限局するもの，または臨床的に明らかでないがIa期を超えるもの．

　　Ib1期：病巣が4cm以内のもの．

　　Ib2期：病巣が4cmを超えるもの．

II期：癌が頸部を越えて広がっているが，骨盤壁または腟壁下1/3に達していないもの．

　IIa期：腟壁浸潤が認められるが，子宮傍組織浸潤は認められないもの．

　IIb期：子宮傍組織浸潤の認められるもの．

III期：癌浸潤が骨盤壁にまで達するもので，腫瘍塊と骨盤壁との間にcancer free spaceを残さない．または，腟壁浸潤が下1/3に達するもの．

　IIIa期：腟壁浸潤は下1/3に達するが，子宮傍組織浸潤は骨盤壁にまで

は達していないもの．
　　IIIb期：子宮傍組織浸潤が骨盤壁にまで達しているもの．または，明らかな水腎症や無機能腎を認めるもの．
　　注：ただし，明らかに癌以外の原因によると考えられる水腎症や無機能腎は除く．
　IV期：癌が小骨盤腔を越えて広がるか，膀胱，直腸の粘膜を侵すもの．
　　IVa期：膀胱，直腸への粘膜への浸潤があるもの．
　　IVb期：小骨盤腔を越えて広がるもの．
　*[1]FIGO分類の0期には上皮内癌とCIN3が併記してある．
　*[2]浸潤の深さについてFIGO分類では腺上皮の基底膜からの計測も併記されている．

2）分類にあたっての注意事項

① 臨床進行期分類は，原則として治療開始前に決定し，以後これを変更してはならない．

② 進行期分類の決定に迷う場合には，軽いほうの進行期に分類する．FIGOでは習熟した医師による麻酔下の診察を勧めている．

③ 進行期決定のために行われる臨床検査は以下のものである．
　ⅰ）触診，視診，コルポスコピー，診査切除，頸管内掻爬，子宮鏡，膀胱鏡，直腸鏡，排泄性尿路造影，肺および骨のX線検査．
　ⅱ）子宮頸部円錐切除術は臨床検査とみなす．

④ リンパ管造影，動・静脈撮影，腹腔鏡，CT，MRIなどによる検査結果は治療計画決定に使用するのは構わないが，進行期の決定に際してはこれらの結果に影響されてはならない．その理由は，これらの検査が日常的検査として行われるに至っておらず，検査結果の解釈に統一性がないからである．

　CTや超音波検査で転移が疑われるリンパ節の穿刺吸引細胞診は，治療計画に有用と思われるが，進行期決定のための臨床検査とはしない．

⑤ Ia1期とIa2期の診断は，摘出組織の顕微鏡検査により行われるので，病巣がすべて含まれる円錐切除標本により診断することが望ましい．

　Ia期の浸潤の深さは，浸潤が起こってきた表層上皮の基底膜から計測して5mmを超えないものとする．浸潤の水平方向の広がり，すなわち縦軸方向の広がりは7mmを超えないものとする．静脈であれリンパ管であれ，脈管侵襲があっても進行期は変更しない．脈管侵襲や癒合浸潤が認められるものは，将来，治療方針の決定に影響するかもしれないので別途記載する．

　ただし，子宮頸部腺癌については，Ia1，Ia2期の細分類は行わない．

⑥　術前に非癌，上皮内癌，または Ia 期と判断して手術を行い，摘出子宮に Ia 期，Ib 期の癌を認めた場合は，①の規定にかかわらず，それぞれ Ia 期，Ib 期とする．従来用いられていた Ib "occ" 期は省かれている．

⑦　術前に非癌，上皮内癌，または Ia 期と判断して子宮摘出を行ったところ，癌が子宮を越えて広がっていた場合に，従来は一括して "Ch" 群としていたが，このような症例は臨床進行期の分類ができないので治療統計には含まれない．これらは別に報告する．

⑧　進行期分類に際しては，子宮頸癌の体部浸潤の有無は考慮しない．

⑨　IIIb 期とする症例は，子宮傍組織が結節状となって骨盤壁に及ぶか原発腫瘍そのものが骨盤壁に達した場合であり，骨盤壁に固着した腫瘍があっても子宮頸部との間に free space があれば IIIb 期としない．

⑩　膀胱または直腸浸潤が疑われるときは，生検により組織学的に確かめなければならない．膀胱内洗浄液中への癌細胞の出現，あるいは胞状浮腫の存在だけでは IVa 期に入れてはならない．膀胱鏡所見上，隆起と裂溝（ridges & furrows）が認められ，かつこれが触診によって腫瘍と硬く結びついている場合，組織診をしなくても IVa 期に入れてよい．

参考 2．頸部癌の新組織分類

　進行期分類の改訂とともに大幅に組織分類も改正された．とくに HPV 関連病変や良性病変が採り入れられ，上皮系は扁平上皮癌，腺癌その他癌分類に分けられ，また間質，上皮間葉系混合，それ以外の腫瘍に分かれてかなり明瞭化された．

組織分類と診断基準

1）扁平上皮癌および関連病変　Epithelial Tumors and Related Lesions, Squamous Lesions

(1) 扁平上皮乳頭腫　Squamous Papilloma

扁平上皮に異型性がなく，繊維と血管からなる茎をもつ良性の乳頭状の腫瘍．

(2) 尖形コンジローマ　Condyloma Acuminatum

乳頭状発育を示し，間質は繊維と血管から成る良性腫瘍である．表層の扁平上皮には HPV 感染の所見がみられ，通常コイロサイトーシスの形態を示す．

(3) 扁平上皮内病変　Squamous Intraepithelial Lesions
異形成から上皮内癌．子宮頸部上皮内腫瘍を含む．

i) 軽度異形成　Mild Dysplasia
核異常を示す細胞が上皮の下層1/3に限局する扁平上皮内病変である．
本規約では，HPV感染による細胞異型であるコイロサイトーシスもこれに含まれる．

ii) 中等度異形成　Moderate Dysplasia
核異常を示す細胞が上皮の下層2/3にある扁平上皮内病変である．

iii) 高度異形成　Severe Dysplasia
核異常を示す細胞が上皮の表層1/3に及ぶが，全層にまで広がっていない扁平上皮内病変である．

iv) 上皮内癌　Carcinoma in Situ
核異常を示す細胞が上皮の全層に及ぶ扁平上皮内病変である．

(4) 扁平上皮癌　Squamous Cell Carcinoma
i) 微小浸潤扁平上皮癌　Microinvasive Squamous Cell Carcinoma
微小浸潤を示す扁平上皮癌である．微小浸潤とは癌細胞の間質内浸潤を組織学的に確認することができ，かつ浸潤の深さが表層基底膜より計測して5mmを超えず，またその水平方向の広がりが7mmを超えないものをいう．

ii) 浸潤性扁平上皮癌　Invasive Squamous Cell Carcinoma
重層扁平上皮に類似した細胞からなる浸潤癌をいう．

①角化型（Keratinizing）：角化真珠などの角化傾向の顕著な扁平上皮癌をいう．

②非角化型（Nonkeratinizing）：単一細胞角化の出現を認めることはあるが，一部に止まり，かつ角化真珠形成のない扁平上皮癌をいう．

③いぼ状癌（Verrucous carcinoma）：乳頭状外向性増殖を示し，間質浸潤部の先端は膨張性の上皮突起を形成する高度に分化した扁平上皮癌で角化型の変異型とみなされる．

④コンジローマ様癌（Warty（condylomatous）Carcinoma）：表層がいぼ状で，かつヒト乳頭腫ウイルス感染所見を伴う扁平上皮癌をいう．

⑤乳頭状扁平上皮癌（Papillary）：著しい乳頭状構造を示す扁平上皮癌で，扁平上皮成分は中等度ないし高度異型を示す．

⑥リンパ上皮腫様癌（Lymphoepithelioma-like Carcinoma）：大型で未分化な腫瘍性上皮細胞と著明なリンパ球浸潤が特徴的である．

2）腺癌および関連病変　Glandular Lesions

(1) 内頸部ポリープ　Endocervical Polyp
頸管内へ突出し，内頸腺と繊維性間質よりなる病変をいう．

(2) ミューラー管乳頭腫　Müllerian Papilloma
単発または多発の乳頭状病変で，ミューラー管型の円柱上皮がときに扁平上皮化生を伴って，細い繊維血管性の茎の表面を覆って増殖する病変をいう．

(3) 腺異形成　Glandular Dysplasia
核の異常が反応性異型よりも高度であるが，上皮内腺癌の診断基準は満たさない腺上皮の病変をいう．

(4) 上皮内腺癌　Adenocarcinoma in Situ
細胞学的に悪性の腺上皮細胞が正常の内頸部腺の構造を保ったまま上皮を置換して増殖するが，間質への浸潤を示さない病変をいう．

(5) 腺癌　Adenocarcinoma
ⅰ）微小浸潤腺癌　Microinvasive Adenocarcinoma
正常の内頸部腺領域に限局し，微小浸潤を示す腺癌である．微小浸潤とは腺癌上皮の間質への芽出を認め，その輪郭が滑らかなものをいう．Ia期に分類する．

ⅱ）浸潤腺癌　Invasive Adenocarcinoma
①粘液性腺癌（Mucinous Adenocarcinoma）：少数の細胞でも明らかに細胞内粘液を含む腺癌をいう．
　a）内頸部型（Endocervical Type）：内頸部粘膜の円柱上皮細胞に類似する粘液性腺癌をいう．
　　(a) 悪性腺腫（Adenoma Malignum）：高度に分化した粘液性腺癌からなり，ほとんどの腺は正常の内頸部腺と区別できない．
　　(b) 絨毛腺管状乳頭腺癌（Villoglandular Papillary Adenocarcinoma）：絨毛腺管構造と全体に高度ないし中等度に分化した細胞からなる．
　b）腸型（Intestinal Type）：腸の腺癌に類似し，胚細胞と，ときに好銀細胞を伴う粘液性腺癌をいう．
②類内膜腺癌（Endometrioid Adenocarcinoma）：子宮内膜の類内膜腺癌と同様の組織像を示す腺癌をいう．
③明細胞腺癌（Clear Cell Adenocarcinoma）：主として明細胞あるいはホブネイル細胞からなり，充実性，管状，嚢胞状，乳頭状構造あるいはこれらの組み合わせからなる腺癌をいう．
④漿液性腺癌（Serous Adenocarcinoma）：富細胞性の芽出を伴う複雑な乳頭状構造と砂粒小体の高頻度の出現を特徴とする腺癌をいう．

⑤中腎性腺癌（Mesonephric Adenocarcinoma）：頸管外側壁にある中腎遺残から発生する腺癌をいう．よく分化した部分では粘液を含まない円柱上皮からなる小腺の集まりを認め，腺腔には好酸性硝子様の分泌物をみる．あるいは類内膜腺癌に似た大きな管状腺からなる．

3）その他の上皮性腫瘍　Other Epithelial Tumours
（1）腺扁平上皮癌　Adenosquamous Carcinoma
腺癌と扁平上皮癌の両成分が移行・混在する癌をいう．
（2）すりガラス細胞癌　Glassy Cell Carcinoma
胞巣状充実性増殖を示し，すりガラス様の豊富な細胞質をもつ腫瘍細胞が特徴で，腺管構造，細胞間橋や角化細胞を認めない低分化癌である．
（3）腺様嚢胞癌　Adenoid Cystic Carcinoma
境界明瞭な基底細胞様癌巣に，篩状構造を特徴とする癌である．
（4）腺様基底細胞癌　Adenoid Basal Carcinoma
基底細胞様の充実性胞巣の一部に腺腔形成をみる癌である．中心に扁平上皮への分化をみることがある．この腫瘍の多くは異形成，上皮内癌，微小浸潤扁平上皮癌の一部に出現する．
（5）カルチノイド　Carcinoid Tumour
充実性，結節性，巣状，リボン状，索状，シート状あるいは腺管様構造など多彩な所見を呈する腫瘍である．
（6）小細胞癌　Small Cell Carcinoma
細胞質は乏しく，比較的均一な小型腫瘍細胞が充実性，シート状，索状に増殖する癌をいう．肺の小細胞癌に類似する．
（7）未分化癌　Undifferentiated Carcinoma
小細胞癌，腺癌，扁平上皮癌，その他いずれの組織型の癌にも分類できない分化度が極めて低い上皮性悪性腫瘍をいう．神経内分泌顆粒を認めない．

4）間葉系腫瘍　Mesenchymal Tumours
子宮頸部に発生する間葉系腫瘍は，平滑筋腫，平滑筋肉腫，子宮頸部間質肉腫，子宮内膜間質肉腫，胞巣状軟部肉腫などがあるが，極めてまれでブドウ状肉腫（胎児性横紋筋肉腫）以外は少ない．

ブドウ状肉腫（胎児性横紋筋肉腫）
Sarcoma Botryoides（Embryonal rhabdomyosarcoma）
腫瘍細胞は，組織学的に小型，円形あるいは卵円形，紡錘形核を呈し，細胞質に横紋を認めるものがある．

5）上皮性・間葉系混合腫瘍
Mixed Epithelial and Mesenchymal Tumours

（1）腺線維腫 Adenofibroma

ミューラー管型の良性上皮性および線維芽細胞よりなる間質から構成される腫瘍である．

（2）腺筋腫 Adenomyoma

子宮内頸部粘膜腺成分と平滑筋よりなる良性腫瘍である．

（3）腺肉腫 Adenosarcoma

組織学的にミューラー管型の良性あるいは異型上皮と悪性の所見を示す間質成分よりなる混合腫瘍をいう．

（4）癌肉腫 Carcinosarcoma

癌腫と肉腫の両成分よりなる悪性腫瘍をいう．

6）それ以外の腫瘍 Miscellaneous Tumours

（1）悪性黒色腫 Malignant Melanoma

皮膚，外陰部，腟部原発の悪性黒色腫と同様の組織型を示す腫瘍である（写真50）．

（2）悪性リンパ腫 Malignant Lymphoma

子宮頸部にみられる悪性リンパ腫の多くは全身性播種の部分像である．リンパ腫様病変との鑑別は深部浸潤の有無，単クローンか多クローンかが重要である．

7）続発性腫瘍 Secondary Tumours

子宮頸部への直接浸潤あるいは転移性に進展する腫瘍をいう．

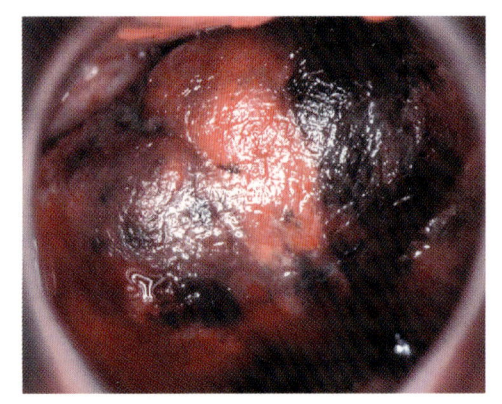

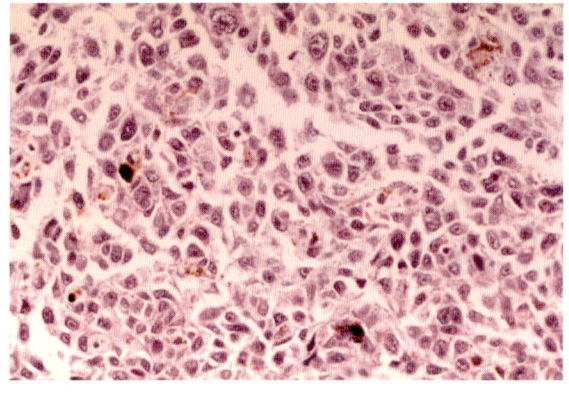

写真50　子宮頸部悪性黒色腫
　コルポスコピー所見（左図）　子宮腟部は易出血性で暗赤色の腫瘤状を呈しており，部分的に黒色色素沈着を示す．
　病理組織所見（右図）　腫瘍細胞は多形性，類円形を呈し，大きな核小体，核内空胞や核分裂像などを認める．さらに細胞質内に茶褐色のメラニン顆粒と思われる色素沈着像を呈しているものもみられる．

第 2 章
浸潤癌の捉え方
― 腺癌の診断を中心に ―

はじめに

　浸潤癌に関するコルポスコピーの研究は少ない．これは初期癌での浸潤開始の有無や腟壁への広がりの判定以外に臨床的価値が少ないとか，あるいは組織型や浸潤深度に関する診断が難しいと考えられるためと思われるが，一方ではコルポスコピーの研究がそこまで及んでいないと考える．

　そこで，漠然と定義されている浸潤癌 colposcopically suspect invasive cancer（IC）について，扁平上皮癌（分化型と低分化型），腺癌と腺癌・扁平上皮癌共存型の所見の特徴から，これらの鑑別点を述べたい．

1. 浸潤癌所見の細分類

　観察は，表面所見（辺縁の明瞭化，表面の粗糙性，進行による隆起または陥凹化），色調（黄色調の出現），血管の性状（異型血管の肥大，間隔の増大）ならびにそれらの酢酸加工所見を加えて行った．日本婦人科病理・コルポスコピー学会では，このICをコルポスコピーで分かる癌をIC-a（国際分類に従うもので視・内診で診断しえない）とし，臨床的に浸潤癌と診断されるものをIC-bと亜分類した．そこで純腺癌症例には白色上皮（W），赤点斑（P），モザイク（M），および白斑（L）を認めないという事実から，国際分類採用の時点よりICの細分類を行っている．すなわち，IC-aをW，P，M，Lが存在するものを1型，これらが全くみられないものを2型，IC-bはそのまま3型とした（表10，写真51〜54）．

表10 浸潤癌（IC）の細分類

日本コルポスコピー分類	教室分類
IC-a	1型：コルポスコピー的癌で，白色上皮，赤点斑，モザイク，白斑が存在するもの
	2型：コルポスコピー的癌で，白色上皮，赤点斑，モザイク，白斑がみられないもの
IC-b	3型：肉眼的癌（広範囲で隆起，陥凹が明瞭で壊死苔などがみられる）

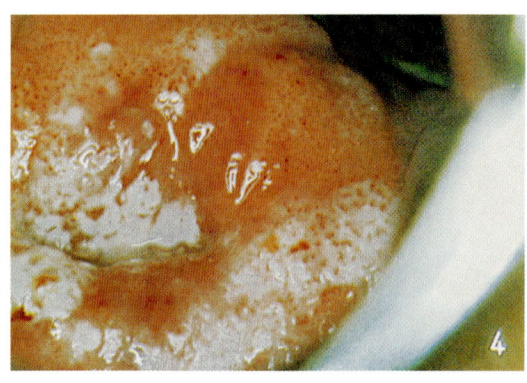

写真51　IC-1型（酢酸加工後）
　加工前は広範な腟部びらん面は隆起がみられ，全体に黄色調で糸くず状，ヘアピン状，コンマ状の血管が認められ，一部に角化上皮（白斑）をみる．加工後（写真）は赤点斑，白色上皮が認められる．コルポスコピー的癌である．組織所見：分化型扁平上皮癌（初期浸潤）．

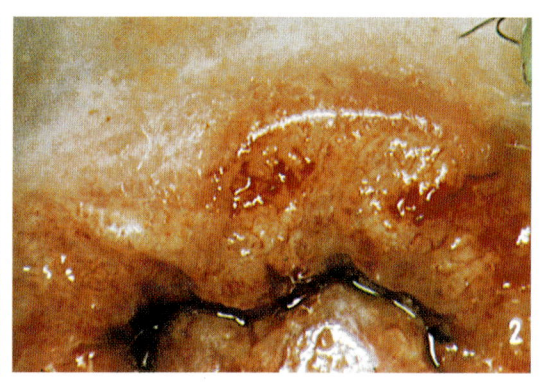

写真52　IC-2型（酢酸加工前）
　加工前で，腟部に黄色調を示す潰瘍が存在する症例である．境界は堤防様に盛り上がって鮮明で微細な糸くず状の，潰瘍面には樹根状，糸くず状の比較的明瞭な血管がみられる．

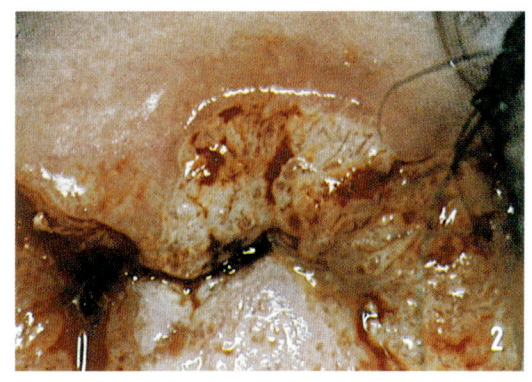

写真53　IC-2型（写真52の酢酸加工後）
　加工により潰瘍周囲は乳白色に軽度変化するが，潰瘍面は黄色調を保ってほとんど変化しない．組織所見：低分化型扁平上皮癌．

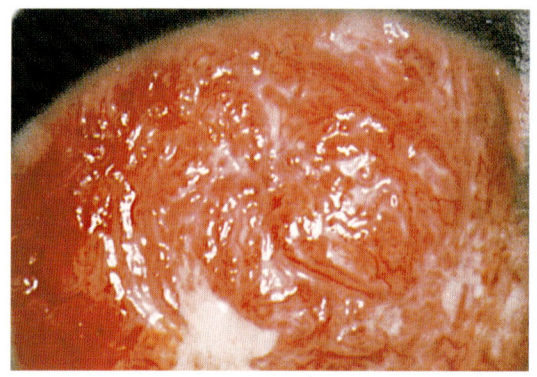

写真54　IC-3型（酢酸加工前）
　肉眼的癌で進行している．加工によってM，P，WやLの合併の有無は関係ない．

2．浸潤癌所見の細分類と期別分類

　組織学的に確認された浸潤癌（IC）263例のうち IC-a 171例を検討すると，1型ではW，P，Mのいずれか2つ以上が混在する合併所見が最も多く，単独ではP，W，M，Lの順であった．2型ではaV（異型血管）が圧倒的に多く，種々の乳頭状所見（Pap）も観察された（図10）．

　一方，IC-aの期別分類をみると，Ⅰ期が80.7％で，そのうちⅠa期は48.5％，Ⅰb期は32.2％であった．これを細分類すると，1型ではⅠa期64.0％，2型ではⅠb期が60.9％を占めた．このことから，IC-aの1と2型の分類は，ある程度進行期の推定に役立つと思われた（図11）．

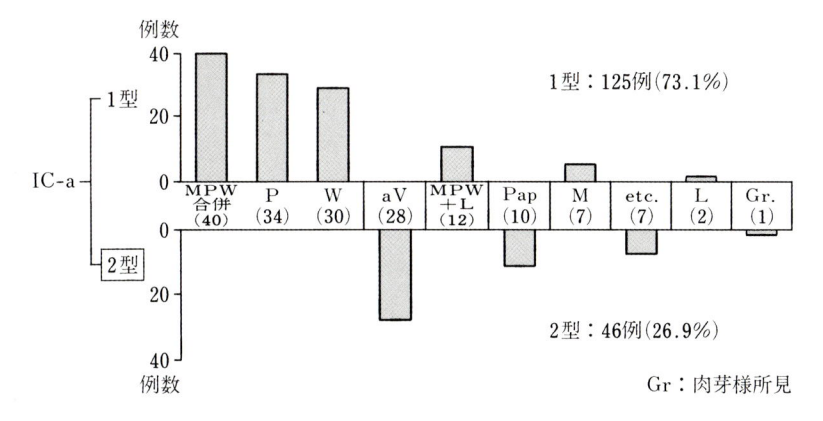

図10　IC-aの所見分布（C-a：171例）

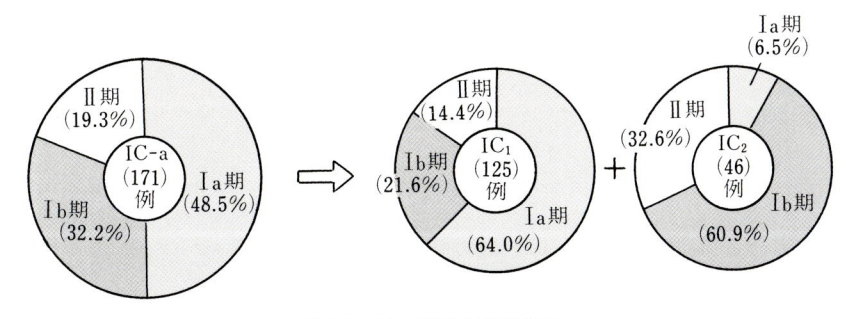

Gr：肉芽様所見

図11　IC-a所見の期別分類

3．浸潤癌所見の細分類と組織背景（低分化型扁平上皮癌所見の特徴）

　浸潤癌（IC）255例でみると，全体では扁平上皮浸潤癌が84.3％，腺癌（腺癌・扁平上皮癌混合型を含む）3.9％，Ia期3.9％，上皮内癌3.1％，異形成も含まれた．細分類すると，1型では浸潤癌が70.7％と減少し，Ia期癌，上皮内癌と異形成が8〜10％に増加した．2型では，腺癌が出現して，Ia期癌，上皮内癌，異形成が減少した．3型では98.1％が浸潤癌，一部に腺癌が1.9％みられた（図12）．

　一方，I期（a, b）とII期癌に分けてIC-aの細分類をみると，I期では1型はM，P，W，Lの合併所見が一番多く，ついでW，P，M，Lの順に多かった．組織型をみると，分化傾向をもつ中間〜分化型の扁平上皮癌が多く94.4％を占め，低分化型は5.6％で，腺癌はみられなかった（写真55，56）．2型ではaV，Papが多く，組織型では分化傾向を示す扁平上皮癌が減少し，腺癌が含まれ低分化型が増加した．これらは4例中3例にaV所見を示した．II期では症例は少ないがI期と同様の傾向がみられた．すなわち，1型では扁平上皮癌の分化傾向を示すものが多く，腺癌はすべて2型に含まれた．

　このように，IC-aでは分化傾向を示す扁平上皮癌はW，P，M，Lを合併する例が多く，低分化型扁平上皮癌ではW，P，M，Lを示す症例が減少して，aVを示す症例が多い傾向がみられた．また，腺癌ではW，P，M，Lがみられず，aV，Papなどの所見を示し，これらを鑑別することができると思われる（図13）．以上から低分化型扁平上皮癌の早期所見をまとめると，表

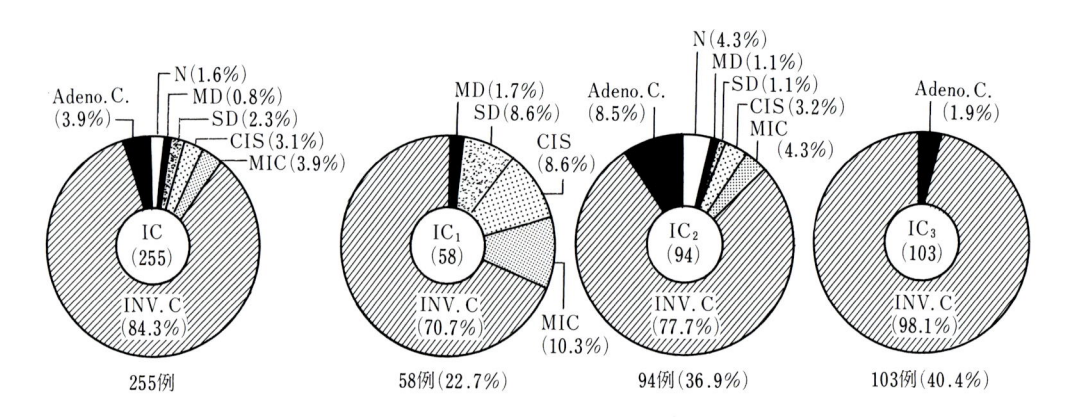

図12　細分類前，後の組織背景の変化

第2章 浸潤癌の捉え方

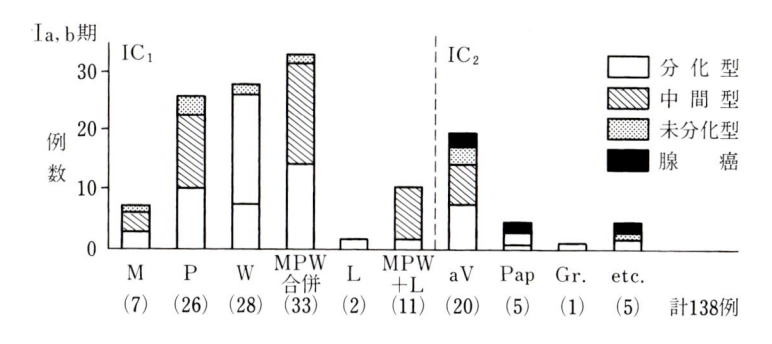

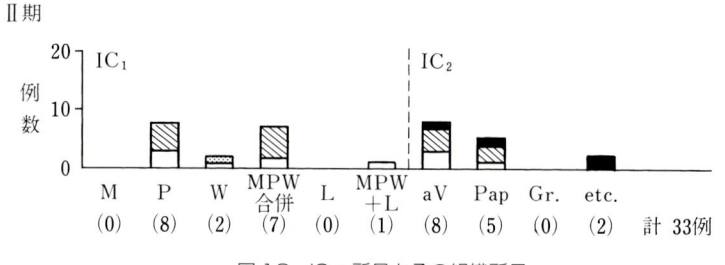

図13 IC-a所見とその組織所見
(Pap：乳頭状所見, Gr：肉芽所見)

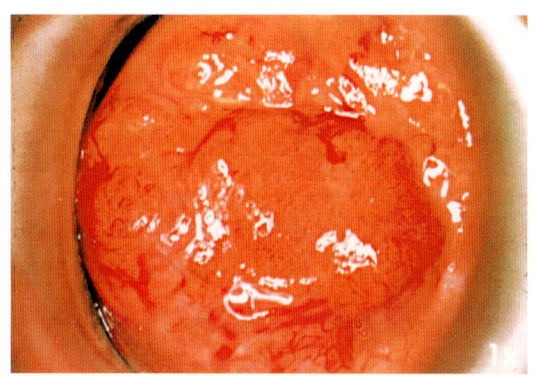

写真55 低分化型扁平上皮癌（酢酸加工前）
加工前で，腟部全体は黄色調で，樹根状血管が認められ，微細な糸くず状がみられる．後唇中央は平滑な表面をもった腫瘍が認められる．

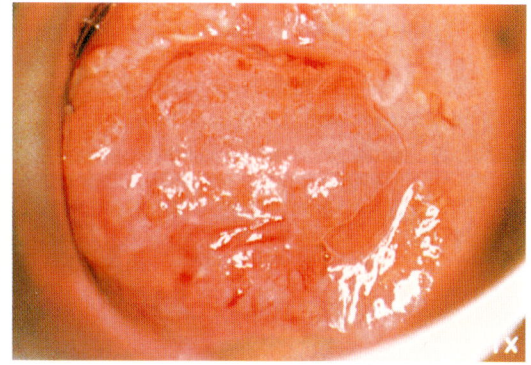

写真56 低分化型扁平上皮癌（写真54の酢酸加工後）
加工により全体に赤色がとれるが，ほとんど白色化しない．微細血管は消退し，樹根状血管がわずかに残る．組織所見：低分化型扁平上皮癌．

面は黄色調で平滑やや隆起し，酢酸加工による変化も軽度であった．また，W, P, M, Lの所見はほとんどみられず，血管像は糸くず状，つる状，柳枝状の異型血管が明瞭で，しばしば樹根状血管も認められた（写真57）．

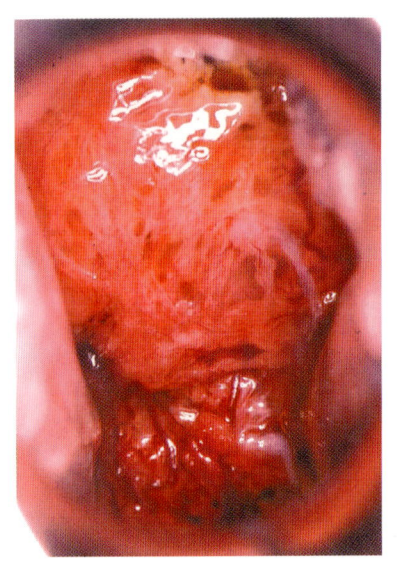

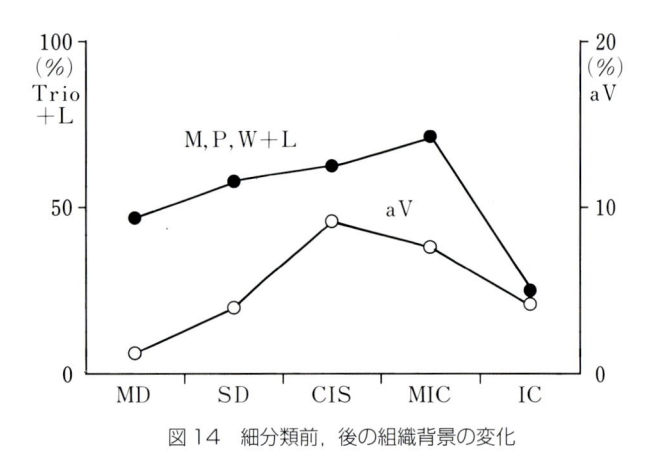

写真57　移行帯様所見と肉芽所見（酢酸加工後）
　上唇は表面が網の目状となって，その間に不整形の粘液開口部がみられる．後唇は肉芽状で表面には樹根状血管が走っている．

図14　細分類前，後の組織背景の変化

4．異常所見における異形成から初期癌に至る頻度の推移

　異形成，上皮内癌，微小浸潤癌，浸潤癌（腺癌は除く）においてみられた異常所見（W，P，M，LとaV）の頻度の推移を検討した（図14）．W，P，M，Lのみられたものの頻度は軽度異形成（MD）から進行するに従って増加し，微小浸潤で最高となり，浸潤癌で減少した．aVも同様であるが，上皮内癌で最高で，微小浸潤癌，浸潤癌で漸次減少した．このように初期癌から進行した浸潤癌になると，コルポスコピー所見は特徴的なW，P，M，Lなどの所見が減少して主病巣の周辺にみられるようになる．そして，肉眼的癌のように次第に表面に隆起や陥凹が生じ，出血傾向が増し，壊死苔が付着して汚い色調を示し，低分化型扁平上皮癌や腺癌などとの区別がつかなくなってくる．

5．腺癌および腺癌・扁平上皮癌共存型の診断

1）腺癌の所見分類

　腺癌のコルポスコピー所見は，扁平上皮系異常所見とはかなり様相を異

にする．すなわち，後者の大部分を占める初期異常所見の白色上皮，赤点斑，モザイク，白斑が腺癌・扁平上皮癌共存型には観察されるものの，純腺癌では全く認められないことである．したがって，筆者らの経験では，腺癌所見は国際分類の所見に合致するものは少ない．

そこで，臨床やコルポスコピー所見の相違により腺癌と腺癌・扁平上皮癌混合型に大別し，さらに前者を粘液の分泌程度により，それが通常の量である大部分の一般型（通常粘液分泌型）と粘液が著しく多い粘液型（多量粘液分泌型）に分類した．さらに，そのなかでほぼ類似あるいは共通する所見をまとめてみると，次のように5所見に分けられた．

(1) 乳頭状所見　Papillary Findings（Pap）（写真58）

円柱上皮所見に類似するが，酢酸加工前に淡黄色，境界明瞭，易出血性で乳頭状所見が判別できるものもある．粘液産生は，一般型はとくに多くなく，粘液型では著明にみられる．酢酸加工で乳頭表面は乳白色に中等度変化し，各乳頭は比較的大型であるが不揃いであることが多い．一般型では少ないが，粘液型では大型の腺開口所見が乳頭の間に散在する．乳頭中には毬状，ヘアピン状の小血管が，乳頭外には樹根状血管が存在するものがあり，もし存在すれば特徴的である．進行すると一般型では出血傾向が増し，表面の崩壊が早く，壊死苔形成がみられるが，粘液型ではこれらの傾向はほとんどない．

(2) 移行帯様所見　Transformation Zone-like Findings（T-like）（写真59, 60）

移行帯に類似するが，表面は肥厚感があって光沢不良，淡橙色である．血管像としては樹根状がしばしばみられ，糸くず状，環状，柳枝状，線状などが認められる．酢酸加工により表面は乳白色化するが，腺口はやや大型のものもあり不定形を示し，腺口周囲には輪状の白斑をみないのが特徴である．とくに粘液型では，腺口はきわめて大型となり，観察中にも粘液が分泌される状態が認められる．進行すると，一般型では出血傾向，表面崩壊，壊死苔形成がみられるが，粘液型ではこれらの傾向は少ない．

(3) 異型血管所見　Atypical Vessels Findings（aV）（写真61）

一般型にみられる所見で，新国際分類の異型血管所見にほぼ合致するが，その領域は隆起が少なく，やや黄色調を呈し，腺開口所見を認めない．異型血管は樹根状，糸くず状，つる状，コルク栓抜状が認められる．酢酸加工では，白色調は弱いものの，腺口などの所見は明瞭になる．進行によって隆起し，出血傾向，表面崩壊，壊死苔形成が認められる．この所見は粘液型には存在しない．

68　第2編　応　用　編

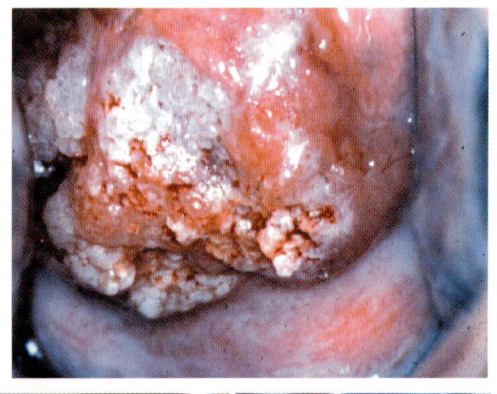

写真58　乳頭状所見（酢酸加工後）
　後唇のびらん部の拡大の加工後所見である．加工前はこの部分は黄色調を帯びて隆起し，出血しやすく，樹根状，柳枝状，糸くず状血管を認める．加工後は比較的大きさの揃った白色化した乳頭がみられる．乳頭は円柱上皮のそれよりやや大きい．組織所見：乳頭状（一部管状）分化型腺癌．

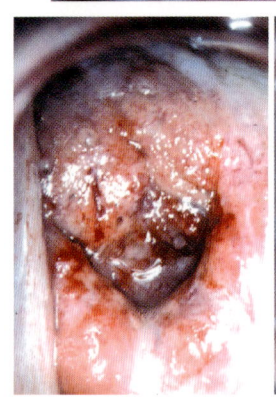

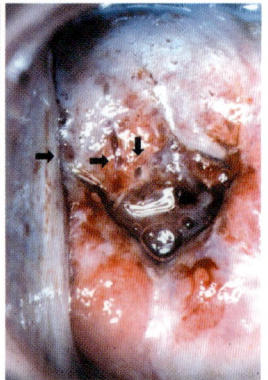

写真59　移行帯様所見（一般型）
　　左：酢酸加工前，右：酢酸加工後

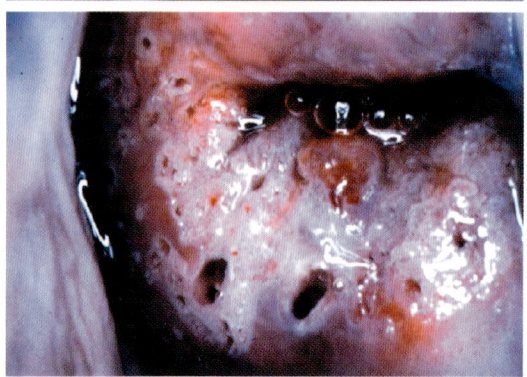

写真60　移行帯様所見（粘液型）
　　上：酢酸加工前，下：酢酸加工後
　移行帯所見のうち，粘液型では腺口はきわめて大型となり，観察中にも粘液の分泌状態が認められる．腺口周囲に輪状の白斑をみないのが特徴である．進行すると，一般型では出血傾向，表面崩壊，壊死苔形成がみられるが，粘液型ではこれらの傾向は少ない．

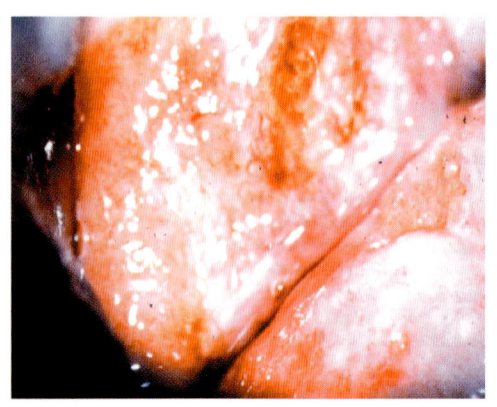

写真61　異型血管所見（酢酸加工後）
　後唇のびらん面は境界不明瞭で，隆起もなく平坦であり，黄色調を帯びて易出血性である．血管像は糸くず状である．加工によって軽度の乳白色化と血管像の退縮がある．腺開口所見は存在しない．組織所見：管状分化型腺癌．

第2章 浸潤癌の捉え方 69

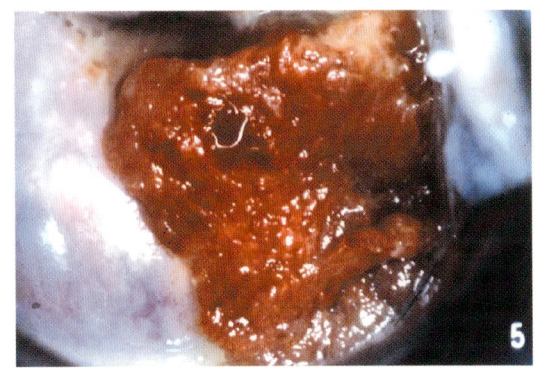

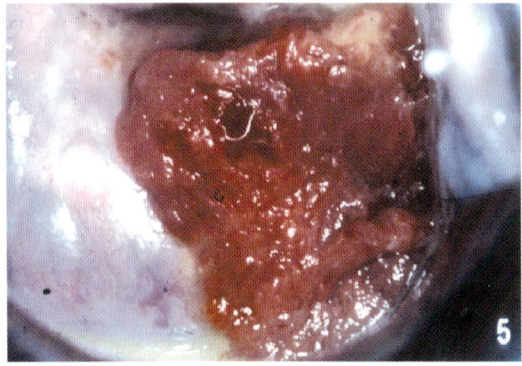

写真62 結節状（肉芽様）所見
左：酢酸加工前，右：酢酸加工後
後唇腫瘍部の拡大．肉芽状で黄色調を呈し，表面は粗造で易出血性である．血管像は糸くず状である．加工によってとくに白色化しないが，所見は一部の乳頭状所見などが明瞭化する．腺開口はみられない．組織所見：乳頭状分化型．

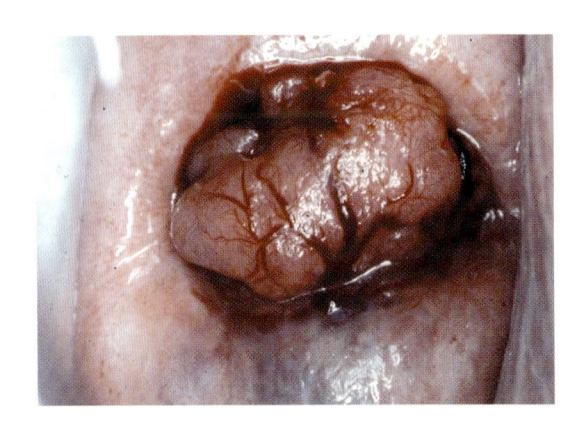

写真63 結節状（肉芽様）所見（酢酸加工前）
ポリープ状の腫瘍は外子宮口から突出し，黄色調の表面には樹根状血管が認められる．腺開口所見はない．組織所見：管状中等度分化型腺癌．

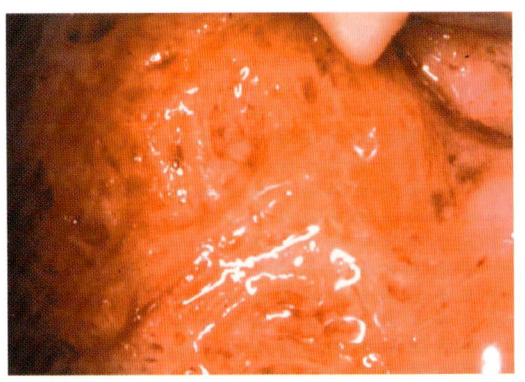

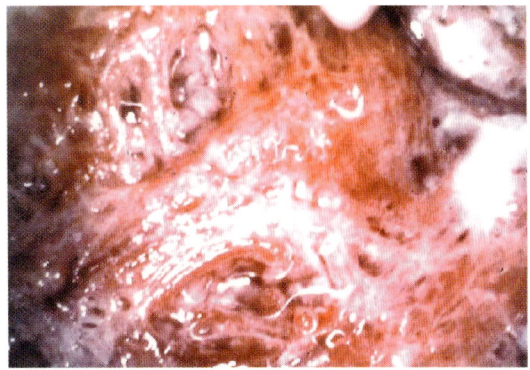

写真64 網目様所見
左：酢酸加工前，右：酢酸加工後
腟部は腫大し出血傾向はない．多量の粘液を除去後の表面には大小さまざまな腺開口をみるが，網目（mesh）のような印象を受ける．大きな腺開口のなかには乳頭が認められる．一般の腺癌には認められない所見である．組織所見：管状高分化型腺癌．

(4) 結節状（肉芽様）所見　Nodular Findings（Nd）（写真62，63）

一般型にみられる所見で，結節あるいは肉芽様に限局して隆起し，表面には凹凸があり黄色調を呈している．表面には樹根状，糸くず状，コルク栓抜状，毬状血管などが認められるが，充血状を示すことが多い．また，腺開口所見を認めない．酢酸加工を行っても白色調は弱く，なお淡い黄色調を呈しているが，充血の減弱によって所見は明瞭化することが多い．進行によって同様に易出血，表面崩壊，壊死苔形成などの傾向は明瞭となる．この所見も粘液型には存在しない．

(5) 網目様所見　Net-like Findings（N-like）（写真64）

粘液型にのみ観察される所見である．腟部は全体に腫大し，ゴム毬状の弾力性を有し，腟部のほとんどを占めるびらん面は多量の粘液で覆われている．表面は光沢のない赤色で，不規則で粗な網目様にみられ，血管像は全体に充血を示すために把握できないことが多い．酢酸加工によって軽度の白色調を帯びて網様所見は明瞭化し，その網目内に乳頭が密集して認められる．この網目の間隙は大型の腺開口部と理解してよい．進行によっても表面の崩壊や壊死苔形成はみられず，出血傾向も乏しい．

2）腺癌におけるコルポスコピーおよび臨床病理所見の特徴

(1) 初期腺癌

頸部腺異形成や上皮内腺癌は組織学的に病巣がきわめて小範囲であることが多く，しかもしばしば表面下の腺腔に局在することから考えても，その所見がコルポスコピーで捉えられることはきわめて難しいと思われる．実際，われわれもそのような症例の所見を検索したが，単に円柱上皮や移行帯の所見を示すのみであった．

したがって，腺癌はどれ位の大きさの病巣になれば異常所見が出現してくるかなお不明であるが，上皮内腺癌や微小浸潤癌などの初期腺癌においては，コルポスコピーによる診断は非常に困難である．この早期診断の限界について後述する．

(2) 一般型（通常粘液分泌型）腺癌

通常みられる大部分の腺癌で，粘液はとくに多くない．

ⅰ）視・触診

ごく早期の症例では，肉眼的にびらんを認め腟部の触診でもとくに変化がない．ある程度進行すると，腟部は腫大あるいは陥凹を示し，硬く脆く，出血傾向がみられる．生検後はその部分の修復がみられず，また日数の経過により急速に表面の崩壊や壊死苔の形成をする傾向がある．

ii）コルポスコピー所見

びらん面は，黄色調が比較的強く，不透明である．腺癌所見として，乳頭状，移行帯様，異型血管，結節状，網状に分けられ，これ以外に表面の崩壊のみられる一般的な肉眼的癌所見と，その進行所見に分けられる．

このように腺癌では，白色上皮，赤点斑，モザイク，白斑などの異常所見は観察されない．血管像において，乳頭状所見では乳頭内に毬状，つる状血管，乳頭外に樹根状血管，移行帯様所見では数本の樹根状血管と微細な糸くず状血管，進行所見では樹根状が増加し，柳枝状，糸くず状，つる状血管がそれぞれ認められた．

iii）病理組織学的所見

乳嘴状や管状を示す分化腺癌が多く，中間型腺癌や低分化型腺癌もみられる．また，細胞質のPAS，Alcian-blue染色所見は陽性や弱陽性を示した．また，大部分は粘液性癌の内頸部型であるが，類内膜腺癌，漿液性腺癌や明細胞癌が含まれる．

(3) 粘液型（多量粘液分泌型）腺癌

粘液型腺癌は粘液をきわめて多量に分泌し，組織学的には高分化型腺癌で，adenoma malignum に近似するものも含まれる．これらのコルポスコピーや臨床所見が一般腺癌とかなり異なっているのは組織学的に腺癌の高分化と高分泌能に基づくためと考えられる．この型の癌は細胞診で捉えにくく，むしろコルポスコピー所見で判断できる．

ⅰ）臨床的特徴

① 年齢，妊娠歴：年齢は若年者に多く，また未産婦より経産婦に多い．

② 主訴，現病歴：数年間続く多量の粘稠帯下を主訴とし，接触出血は少ない．多くはすでに開業医に受診していたが，粘液多量のため細胞診は大部分陰性（一部疑陽性）であったとされ，一般の進行癌とは異なる臨床所見を示すため悪性の診断は遅れ，いずれも頸部腺癌の確定診断はなされていない．

③ 進行期：比較的進行しており，これは早期には極めて発見が難しいためと思われる．

④ 視・触診：腟部は全体に腫大し，ゴム毬状の弾力性を有した．その腟部のほぼ全面を占めるびらんは多量の粘稠な粘液で被われていた．びらん表面には，癌が比較的進行しているにもかかわらず潰瘍や壊死苔形成がみられず，出血傾向も認められなかった．また，生検後のその部位の組織崩壊はほとんどみられない．

ⅱ）コルポスコピー所見の特徴

全例とも表面はやや不透明で黄色調を帯びていた．表面所見は乳頭状，移

行帯様，網様の3型に大別されるが，いずれも大型不定形の腺開口所見がみられ，観察中にもその腺開口から粘液の分泌が認められた．血管像としては樹根状血管が存在する症例があり，他は充血状で微細血管の把握は困難であった．これらのコルポスコピー所見はいずれも一般型と異なる極めて特異な様相を呈する．

iii）病理組織学的所見

粘液性腺癌のうちの内頸部型，粘液性腺癌（旧分類）およびadenoma malignumで，大部分管状，一部乳頭状の高分化型を示した．また，これらのPAS，Alcian-blue染色では充満した原形質の分泌物は陽性であった．

iv）腺癌・扁平上皮癌共存型（旧分類）

臨床的に本症は腺癌に比べて予後が悪いとされ，また細胞診では腺癌細胞と扁平上皮癌細胞の混在で推定されるが，一般には腺癌細胞のほうが出現頻度が高いといわれている．adenoacanthomaも類似の所見を示すが，ここでは除外した．

① 視・触診：一般型腺癌にほぼ一致する．

② コルポスコピー所見：理論的に早期所見での腺癌部分は腺癌の各所見が，扁平上皮癌部分では扁平上皮系異常所見が見られるはずである．しかし，よく考えると，これらの組織所見からも推察できるように，両癌が明瞭に分離されていることは少なく，混在するか，あるいはどちらかが小範囲の状態を示すことが多い．したがって，きれいに乳頭状，移行帯様，異型血管，結節状の各所見と白色上皮，赤点斑，モザイク，白斑，異型血管域の各所見が明瞭に同時に観察できる症例は極めて少なく，どちらか一方の所見を明瞭に示すものが多い．しかし，実際には，見慣れた扁平上皮癌側の所見が捉えやすいこともあって，扁平上皮系上皮異常として診断されることが多い．

進行すると，所見は一般型腺癌のごとく，易出血性，表面崩壊，壊死苔形成の傾向が認められ，コルポスコピーで腺癌・扁平上皮癌共存型として鑑別し難くなる．

③ 病理組織学的所見：腺癌と扁平上皮癌がそれぞれ独立してみられる共存型である．また，一方が上皮内癌や微小浸潤癌の例もある．

3）腺癌およびその所見の頻度

教室（1968～2001年）の腺癌をまとめてみると，全頸部癌に対する頻度は図15のように，とくに年齢別では変化がみられず，平均7.2％であった．組織学的にみると（表11），腺癌のうち，粘液性腺癌が50.3％，類内膜腺癌6％，明細胞腺癌2％，漿液性癌2％で，その他の上皮性腫瘍では，腺扁平上

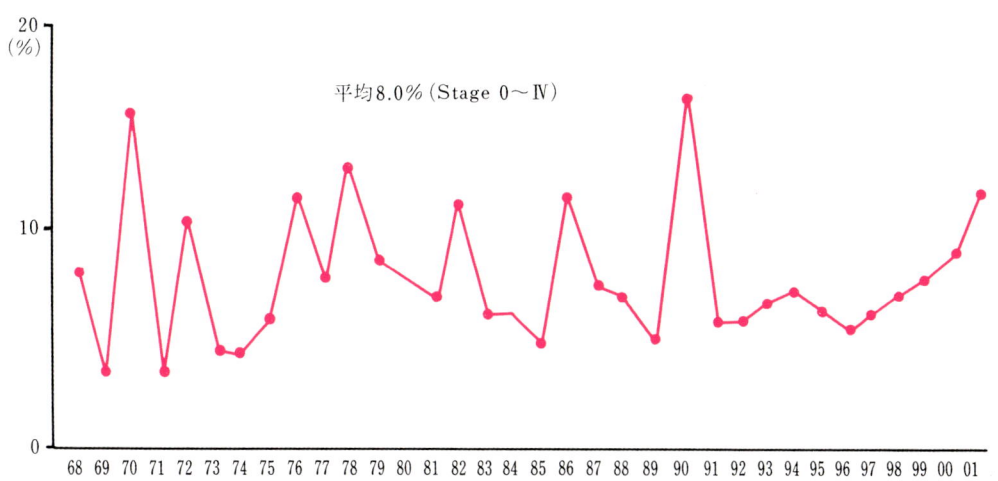

図15 頸部癌に対する頸部腺癌の頻度

表11 頸部腺癌の組織型と進行期

	組織型	0	Ia	Ib	II	III	IV	計（％）
腺上皮系病変	1. 上皮内腺癌	5						5
	2. 微小浸潤腺癌		7					7
	3. 腺　癌							
	a. 粘液性腺癌			41	45	11	3	100 (50.3)
	b. 類内膜腺癌			6	2	3	1	12 (6.0)
	c. 明細胞腺癌			1	2	1		4 (2.0)
	d. 漿液性腺癌			1	3			4 (2.0)
その他の上皮性腫瘍	1. 腺扁平上皮癌（旧分類）			9	19	2	1	31 (15.6)
	2. 腺癌・扁平上皮癌共存型（旧分類）	6	5	9	8	4	1	33 (16.6)
	3. すりガラス細胞癌			1	2			3 (1.5)
	計	11 (5.5)	12 (6.0)	68 (34.2)	81 (40.7)	21 (10.6)	6 (3.0)	199

(n=199, 1967～1996)

皮癌が15.3％，腺癌・扁平上皮癌共存型（旧分類）は16.6％，すりガラス細胞癌1.5％であった．

　臨床病理学的性状に基づいてコルポスコピー所見をみると（表12），一般型では乳頭状，移行帯様，異型血管および結節状所見が，多量粘液分泌型では特異な網様所見と移行帯様および乳頭所見が，腺扁平上皮癌では乳頭所見，異型血管および結節状所見がみられた．共存型では，腺癌所見にWPMLの所見のいずれかが合併して認められた．腺癌を組織型別にコルポスコピー所見を検討すると，一般に乳頭状型は乳頭状所見が多く，管状型は乳頭状，

表12 臨床病理学的性状に基づくコルポスコピー所見と頻度

臨床病理学的性状 / コルポスコピー所見		良性所見	乳頭状所見	移行帯様	異型血管	結節状所見	網様所見	進行所見	MPWL	計（%）
腺癌	一般型	26	27	9	8	13		29	6	118 (59.3)
	粘液多量分泌型		3	7		1	3	3		17 (8.5)
腺・扁平上皮癌（混合型）（旧分類）		1	3		2	3		21	1	31 (15.6)
腺癌・扁平上皮癌共存型（旧分類）		4	2	1				16	10	33 (16.6)
計		31 (15.6)	35 (17.6)	17 (8.5)	10 (5.0)	17 (8.5)	3 (1.5)	69 (34.7)	17 (8.5)	199

（n=199，1967〜1996）（上皮内腺癌と微小浸潤腺癌を含む）

表13 早期腺癌のコルポスコピー所見（n=26）

早期腺癌	C	T	Po	Pap	T-like	Av	Nodular	W	P	M	L	計
AIS	1	3						1				5
MIAC	2	2	1	1				1				7
EIAC，＜3mm	3	1		2	1		1	1				9
EIAC，3.1〜5mm		1		1	2		1					5

C：円柱上皮，T：移行帯，Po：ポリープ，W：白色上皮，P：赤点斑，M：モザイク，L：白斑，Pap：乳頭状所見，T-like：移行帯様所見，Av：異型血管，Nodular：結節様所見，AIS：上皮内腺癌，MIAC：微小浸潤腺癌，EIAC：早期浸潤腺癌

移行帯様，異型血管および結節状所見と幅がみられた．低分化型は主に進行所見を示した．共存型は，早期には腺癌所見と扁平上皮所見を合併し，また腺癌成分の少ないものは進行所見を，腺癌の割合が増加すると腺癌所見が明瞭になる傾向がみられた．

4）腺癌のコルポスコピーによる早期診断の限界と細胞診の役割

早期腺癌26例のコルポスコピー所見を検討した（表13）．上皮内腺癌は全例，微小浸潤腺癌は1例を除いて全例が正常所見を示すか，化生上皮による薄い白色上皮を示した．3mm近くの早期浸潤癌になると，正常所見例はあるものの腺癌所見をみせ始め，3.1〜5mm浸潤癌では5例中4例に腺癌所見を認めた．なお，腺癌のコルポスコピーの最初に捉えられる所見は乳頭状所見と思われる．

表14　早期腺癌・扁平上皮癌共存型のコルポスコピー所見

共存型	腺癌側コルポスコピー所見 (n=16)							計	扁平上皮癌側コルポスコピー所見 (n=16)					計
	C	T	W	Pap	T-like	Nodular		T	W	P	M	L	
AIS	2	1	2		1		6		5	1			6
MIAC	1	3			1		5	2	1		1	1	5
EIAC，＜3mm			3				3		2	1			3
EIAC，3.1〜5mm				1		1	2		1	1			2

表15　頸部腺癌の初回と繰り返し細胞診成績

		陰性		疑陽性		陽性		計
		初回	繰り返し	初回	繰り返し	初回	繰り返し	
AIS＊（＋CIS or MIC）		1 (9.1)		9 (81.8)	7	1 (9.1)	3 (27.3)	11
MIAC＊（＋CIS or MIC）		1 (8.1)	1	7 (58.3)	2	4 (33.3)	5 (41.7)	12
IC	〜3mm	2 (15.4)		5 (38.5)	3	6 (46.2)	4 (30.8)	13
	3.1〜5mm			4 (33.0)	1	8 (66.7)	3 (25.0)	12
	5.1mm〜	11 (8.2)		20 (14.9)	4	103 (76.9)	27 (20.1)	134
粘液多量分泌型		2 (11.8)		5 (29.4)	2	10 (58.8)	5 (29.4)	17

(n=199，1967〜1966)
＊上皮内癌や微小浸潤癌の合併を含む
AIS：上皮内腺癌，MIAC：微小浸潤腺癌，CIS：上皮内癌，MIC：微小浸潤癌，IC：浸潤癌

　つぎに，早期の腺癌・扁平上皮癌の共存型の16例を検索した（表14）．上皮内腺癌および微小浸潤腺癌は各1例の移行帯様所見（典型像ではないが）のほかは，腺癌側は正常および薄い白色上皮を，扁平上皮癌側では白色上皮，赤点斑などの所見を示した．なお，3mm以下浸潤癌は全例腺癌所見を示さず，3.1〜5mm浸潤癌の2例は両側の所見を示した．すなわち，共存型はやはり扁平上皮癌所見としてのWPMLなどが早く捉えられる傾向にあり，腺癌としての所見は乏しかった．

　以上から，腺癌は3mm浸潤癌ぐらいに診断の限界があり，共存型では腺癌としての特徴を捉えられるのは，さらに深い浸潤あるいは腺癌割合の増加が必要と考えられた．そして，共存型は扁平上皮系異常所見によって腺癌所見がマスクされ，扁平上皮異常として検出されやすいと思われる．

一方，腺癌の早期検出に対する細胞診の役割を検討した（表15）．初回と再採取細胞診を調べると，上皮内腺癌と微小浸潤腺癌では，疑陽性は81.8％と58.3％を，3mm以下浸潤癌，3.1～5mm浸潤癌となるにつれ減少した．初回診の陰性と疑陽性例は，再採取細胞診で疑陽性または陽性を示したことから繰り返し細胞診の重要性が窺われる．すなわち，上皮内腺癌と微小浸潤腺癌は疑陽性でその多くが検出されるので，細胞診はこれらの唯一の検出法であろう．また，一般の浸潤腺癌（5mm以上群）でも初回細胞診が陽性76.9％であるものの，陰性が8.2％みられ，扁平上皮癌に比べ診断率が低いと思われる．そこで，多量粘液分泌型をみると，多くが進行癌であるにもかかわらず初回の陽性率が58.8％と低く，陰性と疑陽性率が高かった．これらは開業医で大半が半年～1年の遅れで異常が発見されており，先述した臨床上の特徴と合わせて極めて粘稠・多量の粘液による細胞数の少なさ，および細胞異型の乏しさが診断の遅れを招くと考えられる．この型の診断には，その性状と特異なコルポスコピー所見が重要で，1例でも経験があればコルポスコピーのみで間違いなく診断できよう．

第3章
乳頭状所見の鑑別

はじめに

コルポスコピーの実施上，頸部乳頭状所見は比較的頻度も高く，その鑑別は難しい場合がある．これらには，(1) 通常遭遇する円柱上皮所見，(2) HPV infection によって発生するとされるパピローマやコンジローマ，(3) 頸部腺癌の約60％に存在する乳頭状所見，(4) 扁平上皮癌にみられる乳頭状所見などがある．これらの所見上の特徴を挙げて解説してみたい（表16）．

表16　頸部腺癌，扁平上皮癌とパピローマにみられる乳頭状所見の鑑別点

		腺　癌	扁平上皮癌（乳頭状所見）	パピローマ
表面所見	色および加工後の変化（変化度）	淡橙色 ↓ 乳白色（中等度）	淡橙色 ↓ 乳白色（中等度）	赤色 ↓ 白色（明瞭）
	光沢（透明度）	不良	不良	良
	乳頭(villi)の大きさ・規則性	大小不同が少ない	大小不同で不整形あり	大・整
	粘液産生	著明	なし	なし
	壊死苔の有無	著明	さまざま	なし
	出血傾向	著明	著明	なし
血管所見	形態　乳頭内 　　　　乳頭外	(内) つる状，毬状 (外) 樹根状	つる状，毬状，モザイク状，糸くず状，樹根状	(内) つる状，まり状 (外) 良性血管
	配列	不整	不整	整
	密度(villi)	1〜2本	密・不明瞭	1〜2本
進行に伴う特徴	1. 表面の崩壊 2. 壊死苔 3. 出血傾向	早い 作りやすい 強い	さまざま（比較的早い） 作りやすい 強い	なし なし なし

1. 円柱上皮所見

　　　良性所見として最も多くみられるもので, びらんの境界は明瞭なことが多く, 多くは周辺に移行帯所見が存在する. 加工前には赤色の光沢のある乳頭状所見を呈する. 酢酸加工で鮮やかに白色に変化し, 各乳頭の大きさは揃い, 粘液産生がみられ, 出血傾向はほとんどない. 通常, 腺開口はまれにみられることはあるが, 小さいためみられない. 血管像は乳頭内に微細な腺状, 樹枝状, 毬状が観察され, 乳頭外血管は観察されない（写真4, 5参照）.

2. コンジローマとパピローマ

　　　パピローマとコンジローマのびらん面は, 境界明瞭で, 全体にあるいは一部が隆起していることが多く, その表面はビロード様である. また, これが部分的なときには他の良性所見を合併することがある. 酢酸加工で著明に白色化し, 各乳頭は円柱上皮のものよりやや大きいが, 揃っており, 出血傾向は一番少ない. 粘液産生はなく, 腺開口もない. 血管は乳頭内に明瞭な毬状, つる状が規則正しくみられる. 壊死苔形成もみられず日時の経過による変化も小さい（写真65〜67）.

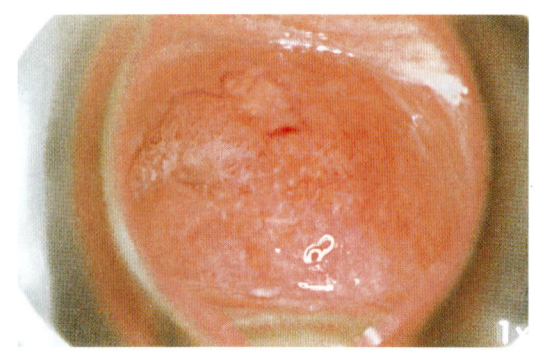

写真65　コンジローマ（酢酸加工前）
外子宮口に近い上唇に盛り上がった部分があり, 赤斑点状血管がみられる. 中央部には糸くず状血管がみられる. スメア採取などの擦過によっても出血しない.

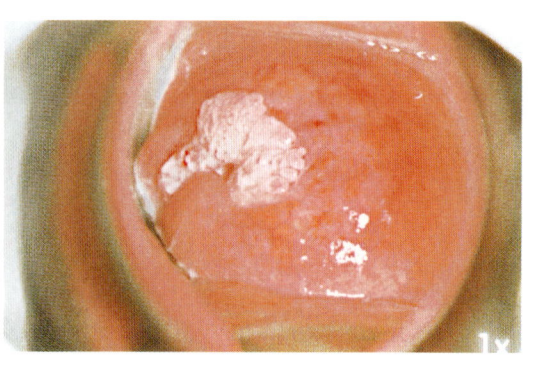

写真66　コンジローマ（写真65の酢酸加工後）
加工によって乳白色化した乳頭状など一部癒合した乳頭状所見に鮮やかに変化した. 少し消退すると各乳頭内に綿状あるいはヘアピン状の血管が整然とみられる. 組織所見：高度異形成を伴うパピローマ.

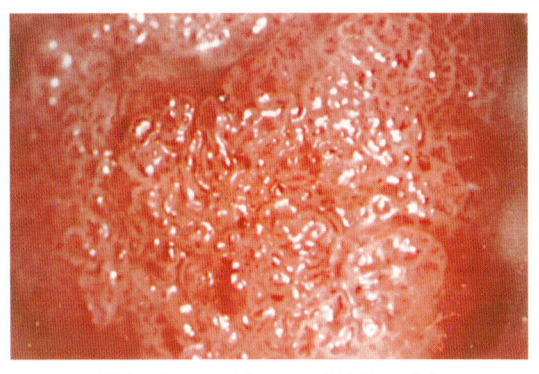

写真67　コンジローマ（酢酸加工後）
表面は全体あるいは一部が隆起していることが多く，加工前はビロード様である．酢酸加工によって鮮やかに白色化し，各乳頭はやや大きく揃っており，出血傾向はない．粘液産生も腺開口もみられない．乳頭内血管は毬状，つる状に規則正しく観察できるが，明瞭なために加工前では異型血管のごとくみられ，悪性と紛らわしい．

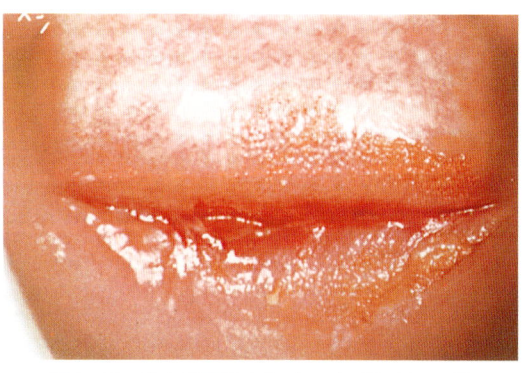

写真68　微小乳頭状病変（Pap）（酢酸加工前）
外子宮口周囲に非常に小型の papilloma の集団をみることもある．やはり HPV infection によるもので，その範囲，部位はさまざまである．

同じ HPV infection で乳頭が非常に小型のものがある．よく注意しないと分からないことがあり，また赤点斑とも間違いやすいことがある（写真68）．

3．頸部腺癌の乳頭状所見

加工前にはびらん面は比較的明瞭で淡黄色調があり，易出血性で，乳頭状所見を判別できるものもある．粘液産生は特殊型を除いてとくに多くない．酢酸加工で乳頭表面は乳白色に中等度変化し，各乳頭は比較的大型で不揃いのことが多い．腺開口所見はよく注意すると，小型，円形のものが乳頭間に散在する．乳頭中には，毬状，ヘアピン状の血管が，乳頭外には樹根状血管が存在する．もし，樹根状血管が存在すれば特徴的である（写真69，70）．進行すると，一般型では出血傾向が増し，表面の崩壊が早く，壊死苔形成がみられる．

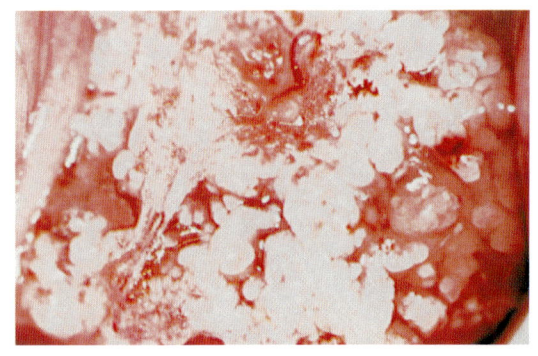

写真69 頸部腺癌（酢酸加工後）
加工前の表面は淡黄色調，易出血性で，乳頭を判断できるものもある．特殊型を除いて粘液産生はとくに多くなく，腺開口は小型・円形である．加工により乳頭は中等度乳白色化するが，大型，不揃いのものが多い．乳頭内には毬状，ヘアピン状，乳頭外には樹根状血管が存在する．

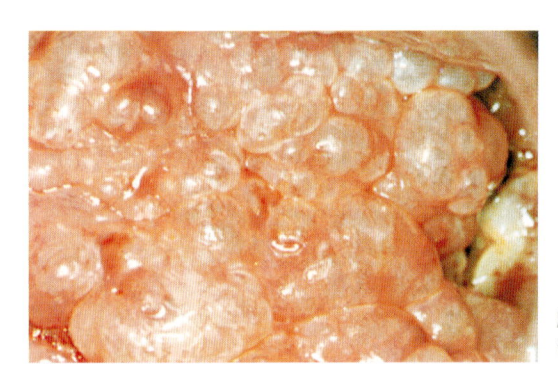

写真70 頸部腺癌（酢酸加工後）
前症例（写真69）とは異なった特異な様相を呈する腺癌症例で，大小の水泡状（粘液貯留）にみられる．腟部は腫大し，異型血管は認められない．

4．扁平上皮癌の乳頭状所見

　肉眼的な癌では腟部全体に，初期癌では部分的に盛り上がって乳頭状所見を呈する症例がある．病変部は一般に淡橙色を呈しており，光沢不良で，コルポスコピーではいずれも癌と診断されうる．酢酸加工により乳白色に

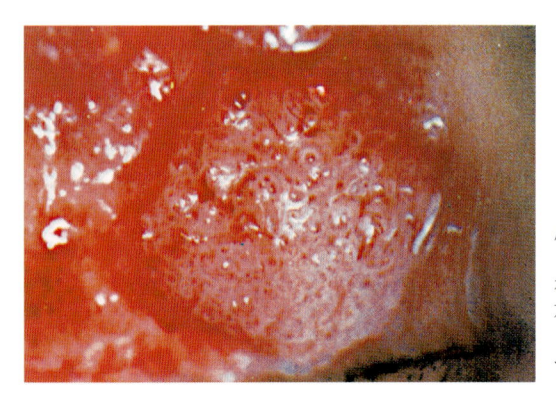

写真71 扁平上皮癌（酢酸加工後）
初期（5mm）浸潤癌のいちご様発育した症例で，限局的に盛り上がった表面に乳頭がみられる．加工によって乳頭は明瞭化するが，白色調は少ない．乳頭は初期癌のため揃っているが，進行すると癒合して大小不同，不揃いとなる．乳頭内には毬状，つる状血管がみられ，乳頭外にはモザイクや赤点斑などの所見が合併する．

第3章 乳頭状所見の鑑別 81

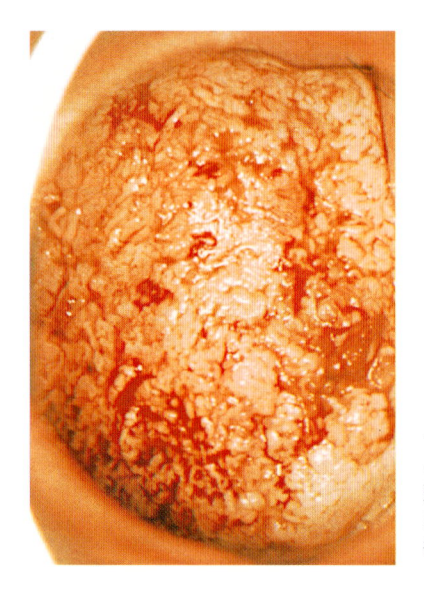

写真72 扁平上皮癌（酢酸加工後）
腟部は易出血性のやや隆起した淡黄色調のびらんで覆われ，異型血管は毬状，つる状，ヘアピン状などがみられる．加工によって中等度に白色化し，乳頭は比較的尖っているか，あるいは癒合して不揃いになる．腺癌の乳頭状所見とは，乳頭は密集して不揃いなことと，その形態などで鑑別できる．

変化し，各乳頭の大きさは一般に大きく不揃いで，ときには扁平なものや先の尖った形のものがある．粘液産生は全くなく，出血傾向がみられる．部分的なものでは白色上皮，赤点斑やモザイクなどを合併する場合がある．乳頭内にはつる状，毬状血管が，乳頭外にはモザイク，糸くず状や樹根状血管が認められる（写真71，72）．

第4章
トルイジンブルー生体染色法の意義

はじめに

　コルポスコープで観察する際，種々な色素液でびらん部を着色し，表面上皮の性状あるいは間質の疎開（表面への露出）によって生ずる色調の変化や濃度差を診断に用いる方法を生体染色法としている．代表的なものとしてトルイジンブルー法とブリリアントクレシルブルー法があるが，症例によって筆者らは前者を主として使用する．

　本法は，とくに浸潤開始の判定に役立つが，また異常所見では異型血管に用いるのが最も適当であり，モザイクと赤点斑にも用いられる．白斑と白色上皮は適当ではない．すなわち，癌細胞が，間質が疎開して表面に露出すると，色素の取り込みが大きく，とくに後者では液の浸透が深部に及ぶので鮮やかな濃青色に変化する．本法の原理と価値についてはあまり知られていないので紹介したい．

1．トルイジンブルー染色の原理

　トルイジンブルー色素は塩基性色素で，メタクロマジア色素として一般によく用いられている．そのchromotrope物質は酸性官能をもつ巨大分子状多糖類およびその塩で，陰性荷電を有するコロイドと酸性の性質を有している．Lison（1962）によると，chromotorope物質中には核酸も含まれており，そのメタクロマジア性特徴は色素との相対的比率によって出現ないしは消失すると述べている．生体染色の機序の本態は未だ解明されておらず，多くの説がある．主として色素の顆粒状基質と電気的吸着であり，これに色

表17 色素の子宮腟部組織，主として上皮内の吸収，深達度

上 皮 種 類	深達距離	備　　考
扁 平 上 皮	10〜20 μ	角化層をほとんど越えない
円 柱 上 皮	10〜15 μ	基底膜を越えない
上皮欠損（真びらん）	40〜60 μ	
化 生 上 皮		
中　　期	30〜60 μ	基底膜を越えない
晩　　期	15〜20 μ	
ロイコケラトージス	10〜20 μ	
異　形　成		
軽　　度	20〜50 μ	
高　　度	40〜90 μ	
扁 平 上 皮 癌		
癌細胞の非露出部	15〜50 μ	
癌細胞の露出部	80〜250 μ	

素の拡散性，濃度，細胞内外の水素イオン濃度，温度などが一定の影響を与えるとみられている．

　筆者らが検討したトルインジンブルー色素の染色の着色度および濃淡度を表17に示す．上皮内色素吸収深達度＋細胞個々の染色度＋細胞密度によって生ずると推察される．上皮の存在する場合は表面に存在する上皮細胞が深層型のものほど，また異型性の強いものほど深く色素が達する．一方，角化層の存在する場合は，その程度と厚さ，ならびにイオン層の存在の有無によって深達度が左右される．さらに，たとえば深達度が同じであっても，組織の悪性化に伴って細胞個々の染色度が増加し，また細胞密度も高いために濃く染色される．また，上皮欠損した組織では色素の吸収深達が大きい．これは色素が露出した間質の毛細血管，リンパ管および脈管外通液路を通じて吸収されるためと考えられる．

　上皮が存在する場合の染色度は，正常扁平上皮およびロイコケラトージス→化生上皮（晩期）→軽度異形成→化生中期→高度異形成→上皮内癌→微小浸潤癌→浸潤癌の順に濃くなる．一方，腺上皮については，正常円柱上皮は（−）〜（＋），腺癌は（++）〜（+++）に染色されるが，腺上皮内癌例については検討した経験がない．

2．実　施　法

　生体染色は酢酸加工診を行った後に施す．1％トルイジンブルー液をたっぷり小型綿球に浸したものを子宮腟部に塗布し，10〜20秒間放置しておく．

その後1％酢酸液（3％でもよい）で周辺部から過剰のトルイジンブルーを清拭，除去する．酢酸綿球は2〜3回替えて全体を均一に清拭し，周辺の扁平上皮部分の色素がほとんど無くなる程度まで行うことが必要で，この要領は1％酢酸液による清拭の仕方にあると言ってよい．不十分な清拭では，余分な色素が残って判定を困難にするし，あまり長く行うことは弱陽性部分の判断を難しくする．

　判定はほぼ完全に脱色したものを陰性，淡青色を示すものを陽性1度(＋)，青色を示すものを2度(＋＋)，藍紫色を示すものをメタクロマジア陽性(※)，深青色および濃紺を示せば3，4度(＋＋＋，＋＋＋＋)とする．判定が色調と色の強さによるために主観が入りやすいが，少し慣れれば判定は難しくない．

3．成績とまとめ

　結果は表18に示している．良性所見では円柱上皮および移行帯では，腺開口部などとの関係でときに陽性1度を示すことがある．異常所見では，白斑や白色上皮は陰性であるが，モザイクや赤点斑は中等度から高度になると陽性1度を示すようになる．異型血管では陽性1〜3度で，しばしばメタ

表18　トルイジンブルー染色所見成績

所　見	トルイジンブルー染色所見
扁　平　上　皮	(−)
円　柱　上　皮	(−) 〜 (＋)
移　行　帯	(−) 〜 (＋)
その他の良性所見	(−) 〜 (＋＋)
白色上皮　1型	(−)
赤点斑　　1型	(−)
モザイク　1型	(−)
白　斑　　1型	(−)
白色上皮　2型	(−)
赤点斑　　2型	(＋)
モザイク　2型	(＋)
白　斑　　2型	(−)
異型血管	(※)
浸潤癌　　1型	(＋＋) 〜 (＋＋＋)
浸潤癌　　2型	(＋) 〜 (＋＋＋)
浸潤癌　　3型	(＋＋＋)

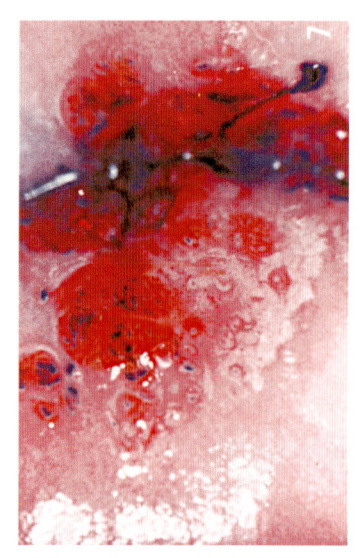

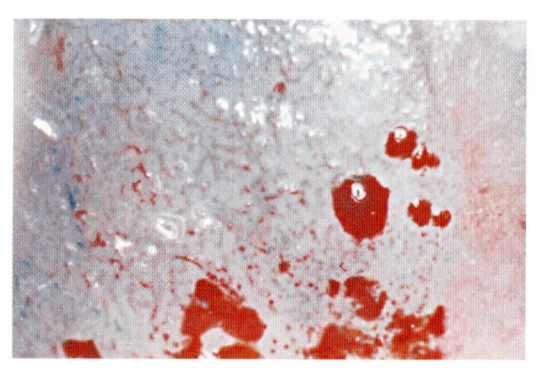

写真74 赤点斑とモザイク各2型の合併（Tr3）
トルイジンブルー色素は淡く表面を染めている．MPWL所見は，このようにあまり濃く染まらない．組織所見：一部に浸潤を伴う上皮内癌．

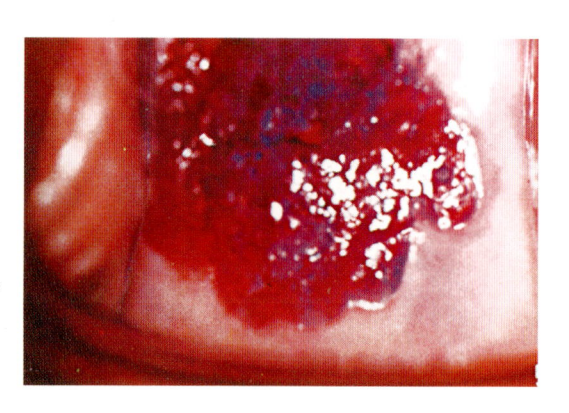

写真73 白色上皮，モザイクと赤点斑のそれぞれ1型の合併所見（Tr1）
トルイジンブルー色素は頸管粘液と移行帯での腺開口部のみが染まってみられ，W1，M1およびP1では染まらない．組織所見：中等度異形成．

写真75 異型血管
加工前は微細な異型血管像が境界明瞭で平坦なびらん面にみられた．トルイジンブルー染色をすると，メタクロマジア陽性を呈し，陽性2～3度である．組織所見：上皮内癌．

クロマジア陽性（藍紫色）を示す．浸潤癌の1型（IC-a）では陽性1～2度，2型（IC-a）では2～3度，3型（IC-b）では陽性4度を示す（写真73～79）．ここで注意しなければならないのは各種所見で，びらん（Er）および良性の潰瘍（Ul）では上述した理由により2度くらいの陽性を示すことである．萎縮（Atr）と炎症（Inf）が合併すると正常上皮が極端に菲薄あるいは散在性に小欠損するために，まだらに染まることがしばしばある．

　ここで組織学的所見との関係をみると，正常扁平上皮および円柱上皮では同色素によって染まらず，後者はたとえ染まっても酢酸処理で脱色される．高度異形成，上皮内癌では陽性に染まり，とくにその上皮の厚さが250～450μ程度に肥厚した場合にメタクロマジア陽性になることが多い（写真73）．その理論は不明であるが，トルイジンブルー・メタクロマジアが核酸と関係があることから，RNA合成の盛んな高度異形成や上皮内癌病変においてよく出現すると推察される．

　以上，生体染色法について述べたが，本法に慣れることと長所，欠点を

第4章 トルイジンブルー生体染色法の意義

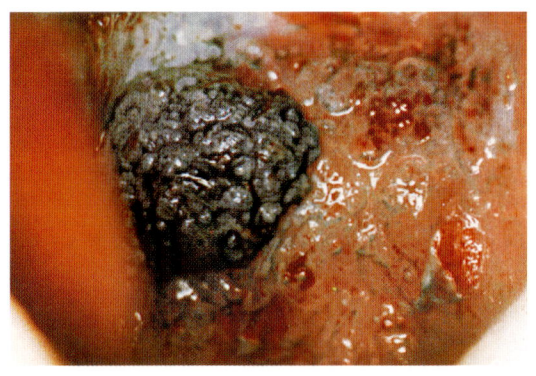

写真76 浸潤癌（表面隆起を伴う乳頭所見）
とくに表面隆起の部分はトルイジンブルー染色に濃く染まり，清拭して除去できない．組織所見：浸潤3mmの微小浸潤癌（写真71の染色所見）．

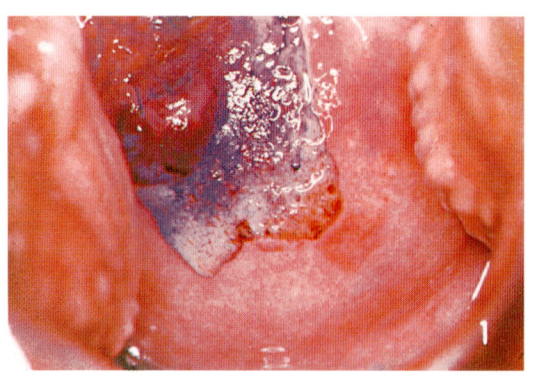

写真77 浸潤癌（表面隆起にモザイクと異型血管像を伴う）
トルイジンブルー色素によって隆起中央部（異型血管部分）は染まり，周辺のモザイクの部分は染色されない．組織所見：浸潤5mmの初期癌．

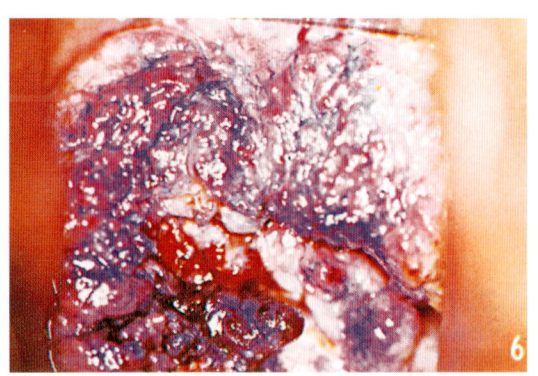

写真78 浸潤癌（進行例で，中央部の崩壊と周辺の角化上皮（白斑），白色上皮を示す）
浸潤癌でも間質の疎開のある部分は濃く染まり，壊死や角化上皮部分は染まり難い．組織所見：扁平上皮癌（進行期IIIb）．

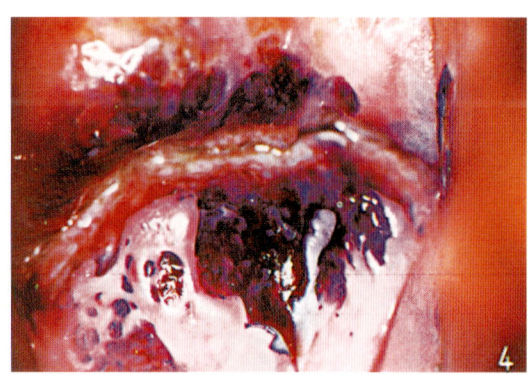

写真79 浸潤癌（潰瘍と異型血管像）
異型血管像を伴う潰瘍部分は非常に濃く染まる（陽性3～4度）．後唇の白っぽい表面は白色上皮でなく肥厚した扁平上皮である．組織所見：中等度分化型管状腺癌（進行期Ib）．

知ることで臨床的に有用な方法と考えられる．さらに新しい色素の開発によって，コルポスコピーの診断率を一段と上げる役割をもつ方法として期待される．

第5章
頸癌術後の腟断端所見と分類

はじめに

　頸部癌術後患者の管理上，骨盤内再発は多く，なかでも初発あるいは続発的に腟断端再発する例は20〜60％といわれている．この早期発見にコルポスコピーが重要と考えられるが，これらに関する系統的な報告はみられない．そこで，子宮腟部の異常所見とかなり異なる腟断端再発早期所見を全般にわたって述べ，診断の難しい肉芽，炎症，真びらんなどとの比較をしてみたい．

　ここでは教室で経験した子宮頸部扁平上皮癌と頸部腺癌（いずれも多くは根治手術＋放射線治療）の術後管理中に腟再発初期と診断した35症例を中心に述べる．

1. 腟断端のコルポスコピー所見とその分類

　教室では，術後の腟断端コルポスコピー所見をIFCPCの分類に沿って再編成し，それぞれの所見と再発症例との関係を検討した（表19）．正常所見には扁平上皮，異常所見には白斑，異型血管と浸潤癌（IC）を，各種所見には術後の特殊所見も含めた．浸潤癌はさらにコルポスコピー的癌（IC-a：乳頭状所見，いちご様所見，異型血管を伴う表面隆起と異型血管を伴う潰瘍の4所見）と肉眼的癌（IC-b）とに分類した．

　また，各種所見として炎症，萎縮，びらん，瘢痕（scar），異物（foreign body）と瘻孔（fistula）所見が認められた．再発初期症例は異型血管が5例あり，乳頭状所見が4例，いちご様所見（strawberry findings）3例，異型血

表19 腟断端部のコルポスコピー所見と腟再発率

コルポスコピー所見分類	例　数	腟再発率（％）
A．正　常　所　見　NCF		
扁　平　上　皮　（S）	417	0
B．異　常　所　見　ACF		
白　　斑　　（L）	4	0
異　型　血　管　（aV）	5	5（100）
C．浸　潤　癌　（IC）		
①コルポスコピー的癌（IC-a）		
乳頭状所見（Pap）	10	4（40）
いちご様所見（Stb）	4	3（75）
表面隆起（＋異型血管）（SE）	5	5（100）
潰瘍（＋異型血管）（Ul）	12	12（100）
②肉　眼　的　癌（IC-b）	17	17（100）
D．各　種　所　見　MCF		
炎　　症　　（Inf）	20	0
萎　　縮　　（Atr）	19	0
び　ら　ん　（Er）	19	1（5.3）
結　　節　　（Nd）	94	4（4.3）
樹枝状血管　（bV）	44	1（2.3）
異物（絹糸）（Fb）	40	0
瘻　　孔　　（Fis）	36	0

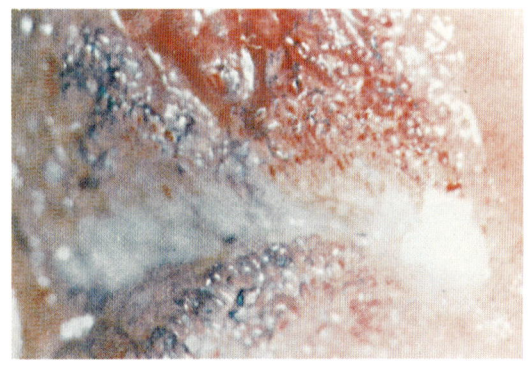

写真80　断端部：乳頭状所見（トルイジンブルー染色）
断端部腟壁に比較的広くみられる乳頭状所見で，腺癌の再発である．通常は限局して隆起した表面あるいは少し大きい乳頭の集合した所見を示す．単純診では乳頭と微細な毯状血管，酢酸加工では中等度乳白色化するHPV infectionに似る乳頭状所見も混ずる．

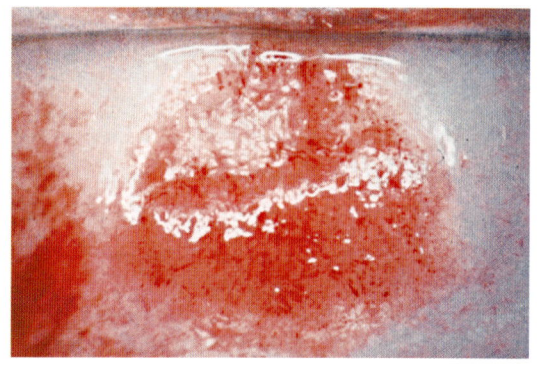

写真81　断端部：表面隆起＋異型血管（酢酸加工前）
扁平上皮癌の腟断端再発の初期所見で，拡大したものである．小さい表面隆起に糸くず状血管が認められる．

管を伴う表面隆起（surface elevation with aV）10例，異型血管を伴う潰瘍（ulcer with aV）12例，肉芽4例，びらんと樹枝状血管に各1例を認めた．
　さらに，これらの所見の診断率は，いちご様所見，表面隆起と潰瘍で高率であったが，乳頭状所見では60％に非再発症例を認めた．他の所見は低率であった（写真80～86）．

第5章　頸癌術後の腟断端所見と分類　91

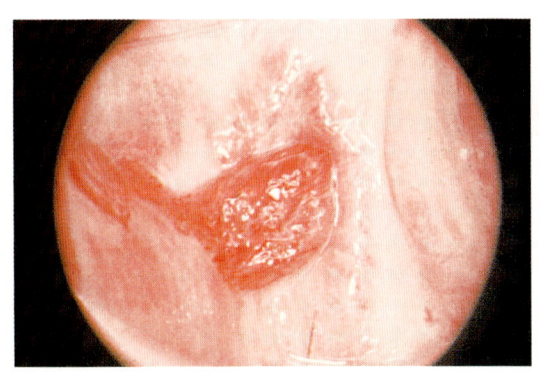

写真82　断端部：肉芽（結節状）＋異型血管
　　　　（酢酸加工前）
　体部内膜癌の腟断端再発の初期所見で，肉芽状（表面は乳頭状）に限局隆起し，微細な糸くず状，ヘアピン状血管を認める．通常の正常肉芽所見との区別が難しく，注意せねばならない．

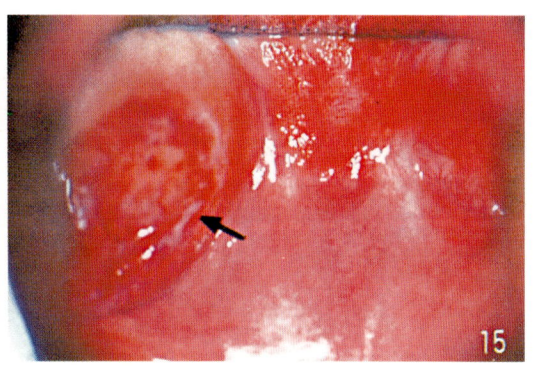

写真83　断端部：潰瘍＋異型血管（酢酸加工前）
　扁平上皮癌の再発で，focus が甘いが，盛り上がった表面に潰瘍がみられる（矢印）．異型血管を伴い，壊死苔はみられない．術後の腟断端部にみられる潰瘍は悪性を念頭におかねばならない．

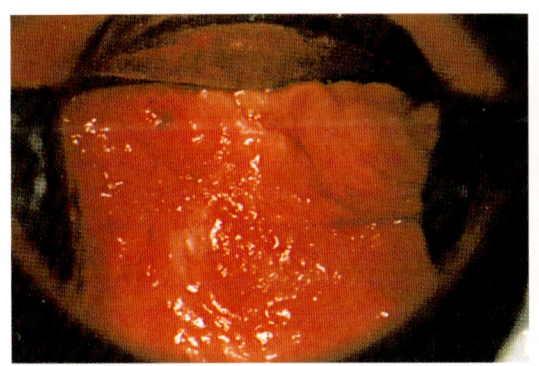

写真84　断端部：乳頭状所見（酢酸加工前）
　腟断端付近全体に発赤し，表面はやや粗糙で，易出血性である．拡大すれば，つる状，ヘアピン状の微細な血管が認められる．

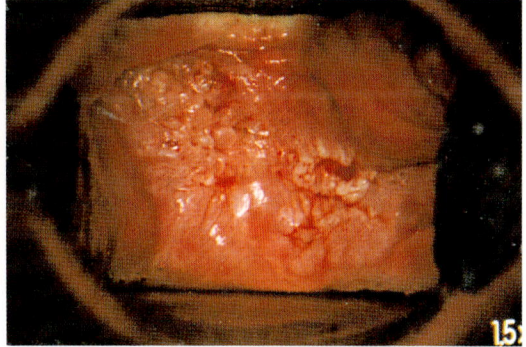

写真85　断端部：乳頭状所見（写真84の酢酸
　　　　加工後所見）
　加工によってびらん部分は明瞭に乳頭状所見を示した．術前の腟部所見と同一であった．腺癌の乳頭状所見に酷似するが，各乳頭が長く，不揃いである．組織所見：非角化型小細胞癌．

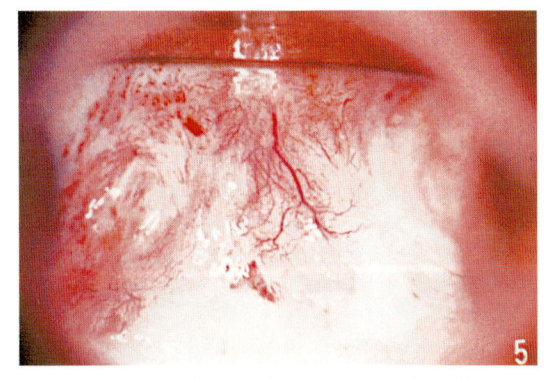

写真86　断端部：樹枝状血管（酢酸加工前）
　よくみられる術後の良性所見で，他の異常所見は観察されない．

表20　腟断端再発初期症例におけるコルポスコピー所見と細胞診

コルポスコピー所見		細胞診			計
		陰性	偽陽性	陽性	
異常所見	乳頭状所見	0	1	3	4
	いちご様所見	0	0	3	3
	表面隆起（＋異型血管）*	3	3	4	10
	潰瘍（＋異型血管）	3	3	6	12
各種所見	びらん	0	0	1	1
	結節状（肉芽）	0	1	3	4
	樹枝状血管	1	0	0	1
	計	7	8	20	35

（＊異型血管単独を含む）

2．腟再発初期症例のコルポスコピー所見と細胞診の比較

　　腟断端再発初期症例の病巣部の細胞診を検討すると，それらのコルポスコピー所見が乳頭状所見，いちご様所見，結節状ではほとんど陽性であった．しかし，異型血管を伴う表面隆起と潰瘍では25〜30％に陰性を示す症例を認めており，これらの狙い組織診では上皮下浸潤を示す再発癌が多かった（表20）．

3．腟再発の初期症例と腟以外の局所再発例における所見

　　乳頭状所見は腟壁のみの再発であり，異型血管を伴う表面隆起や潰瘍は腫瘍を形成する骨盤腔内再発や遠隔転移を合併している症例が多かった（表21）．

4．腟再発初期症例におけるコルポスコピー所見と術前期別分類，再発までの術後年数および摘出組織所見との関連性

　　コルポスコピー所見と進行期別分類を検討すると，II期症例に再発を多く認めた．再発までの年数は，再発例のうち1年以内に半数が，2年までに約80％が再発した．手術時の摘出組織所見では，腺癌や扁平上皮癌の未分化

表21 腟断端再発初期症例におけるコルポスコピー所見と再発部位

コルポスコピー所見		再発部位			計
		腟断端のみ	小骨盤腔	遠隔転移	
異常所見	乳頭状所見	4	0	0	4
	いちご様所見	2	1	0	3
	表面隆起（＋異型血管）*	4	4	2	10
	潰瘍（＋異型血管）	3	7	2	12
各種所見	びらん	0	1	0	1
	結節状（肉芽）	3	1	0	4
	樹枝状血管	1	0	0	1
	計	17	14	4	35

（＊異型血管単独を含む）

表22 腟断端再発初期症例におけるコルポスコピー所見と臨床・組織所見との関係

コルポスコピー所見	進行期 I	II	III	術後年数 1	2	3	4	5	癌組織型 腺	扁平上皮 低分化	中等度	分化	リンパ節転移 有	無	腟浸潤 有	無	計
異常所見																	
乳頭状所見		3	1	2	1			1		1	1	2	1	3	3	1	4
いちご様所見	3			2	1					1		2		3		2	3
表面隆起（＋異型血管）*	3	5	2	6	2	1	1		3	1	4	2	6	4	5	5	10
潰瘍（＋異型血管）	1	10	1	7	3	1		1		7	2	3	8	4	7	5	12
各種所見																	
びらん			1	1						1			1		1		1
結節状（肉芽）	1	3		1	3				1	2	1			4	3	1	4
樹枝状血管		1			1									1		1	1
計	8	22	5	18	12	2	1	2	5	12	9	9	17	18	20	15	35

（＊異型血管単独を含む）

型では再発がやや多く，これらのコルポスコピー所見は異型血管を伴う表面隆起や潰瘍を多く認めた（表22）．

まとめ

子宮頸癌根治術後のコルポスコピー所見は，腟部のそれと異なり，さらに手術侵襲や放射線照射のため腟断端再発初期所見の把握が困難なこともあるが，乳頭状所見，いちご様所見，異型血管を伴う表面隆起や潰瘍では腟断端再発初期症例を多く認めた．これらの所見は再発初期所見として大切である．しかし，乳頭状所見は約60％に非異常症例を認めており，この所見がHPV infectionやその他の炎症によって起こるものと思われる．

また，術前の腟部のコルポスコピー早期所見でのtrioと表現している白色上皮，赤点斑やモザイクの合併を1例も認めなかったのは再発初期組織像を類推するうえで興味深い．さらに，びらん，肉芽，樹枝状血管は数多く観察されるが，これらの所見を示す症例においてもごく少数ながら再発（主に上皮下浸潤）を認めたことは注意すべきである．

　腟断端再発初期症例の腟細胞診は腟部細胞診ほど正診率は高くない．とくにコルポスコピーで再発が明瞭な異型血管を伴う表面隆起や潰瘍においても細胞診陰性例を25～30%認めた．これらは腟壁内の局所に再発すると扁平上皮を被るために，細胞診には悪性細胞が出現しにくく，また放射線効果や炎症変化などにより診断が困難になることが多い．このような症例では，コルポスコピーは細胞診よりも正診率は高く，またその腟壁への再発経路は上皮下浸潤など他の再発症例とは異なる可能性が推察された．

　術後の腟再発を早期に診断することは予後を改善するうえで重要で，とくにコルポスコピーによってその再発部位や局在性を知ることは，生検診や再治療およびそのfollowをするうえで欠かせない手段である．この分野におけるコルポスコピーの研究をさらに進める必要がある．

第 6 章
コルポ・サービコスコピーの概念とその重要性

はじめに

　子宮頸部の新生物は，その多くが第一と第二次SCJ（扁平円柱上皮境界）の間，およびその内側に発生することが知られている．したがって，多くの若年者の初期病巣は，コルポスコピーで腟部の可視領域に全病変がみられるが，高齢化および病変の進行，拡大に伴って腟部病変が頸管内へ上昇し，その上限の不明なUC-bと頸管内に限局するUC-a症例が増加する．このUC (Unsatisfactory Colposcopic Findings：不適例，以下UC) は，"コルポスコピーで扁平円柱境界をみることができない症例"と世界子宮頸部病理・コルポスコピー学会（IFCPC）で定義されている．本邦の日本婦人科病理・コルポスコピー学会では解釈上，これを2型に亜分類し，a）腟部に異常所見がなく，かつ扁平円柱上皮境界のみられないもの，b）腟部に異常所見があって，かつ扁平円柱上皮境界のみられないもの，に区別している．なお，浸潤癌所見はこの項目には含まれない．

　教室の最近の正確な前癌と初期癌におけるこれらの頻度は，UC 38.3％（UC-a 9.8％，UC-b 28.5％）で，とくにレーザー治療を行った異形成，上皮内癌および微小浸潤癌の294例では，全病変可視51.0％，UC-a 6.5％，UC-b 42.5％であり，UCの頻度が高かった．従来のUCの報告をみると12.8～45.2％と幅があり，それは診断医のUCの解釈の違い，対象患者のbiasなどによって生ずると考えられる．しかし，実際上，著者らは癌クリニーク全例では35％あまりにUC症例の存在を経験しており，厳密にUCの定義に従ってSCJの全周を完全にサービコスコピーで視認すれば，この頻度は確実に上昇すると考えられる．

　このような事実は，頸部初期病変の部位，広がりなどを診断するのにコルポスコピーのみでは約30％の症例に全病巣の確認が，約10％の症例には全く視認できないことを意味している．

近年，これら病変に対するレーザー，冷凍および高周波による姑息的治療はますます増加の傾向がみられ，とくにレーザーはさまざまな機器の改良，手技の考案によって一層の注目を集めており，近い将来，前癌および初期癌は大部分レーザー療法で治療されると推察される．この際，最も重要な点は，頸管部病変を如何に捉えるかである．教室では，サービコスコピー（頸管鏡診）の実用化を目指し，とくに外来でコルポスコピーと同時にサービコスコピーを行ってきた．この同時併用法，すなわちコルポ・サービコスコピーは将来，頸部初期病変の二次精検時の必須の手段となろう．そこで，現在までに著者らが経験したサービコスコピーの実施法，所見の命名と捉え方，成績などについて述べてみたい．

1. サービコスコピーの実施法

　観察は，通常，町田製作所製直視型ヒステロスコープ（HYS-SL-A型）の外套管を外して使用し，症例によっては側視型や，さらに細径型やファイバースコープを用いる．まず，クスコ氏腟鏡を慎重に挿入して子宮腟部を十分に露出する．灌流液（生理食塩液）を腟部全体が浸るまで充満させてから鏡筒の先端を外子宮口に接近させ，コルポスコピーと同様に単純診を行う．UC-b 例では腟部のコルポスコピー所見を追尾する．
　つぎに，内子宮口に向かってわずかに先端を挿入して頸管内の概観を把握したのち，灌流液を2％酢酸液に切り換えて加工診を行う．徐々に鏡筒を上方に進めながら頸管壁の所見，種類，程度，広がりなどについて詳細な観察と写真撮影を行い，併せてコルポ・サービコスコピー専用の記録紙にも記載を残す（図16）．

2. サービコスコピー所見と分類

　UC-a，UC-b 群における生理食塩液灌流時のサービコスコピー所見は，コルポスコピーの単純診と同様の所見が得られ，2％酢酸液灌流時にはコルポスコピーの加工診に類似する所見が得られる．したがって，コルポスコピーの新国際分類の使用が可能であるが，一部には腺癌所見をも加える必要がある．
　教室では次のような分類を用いている．

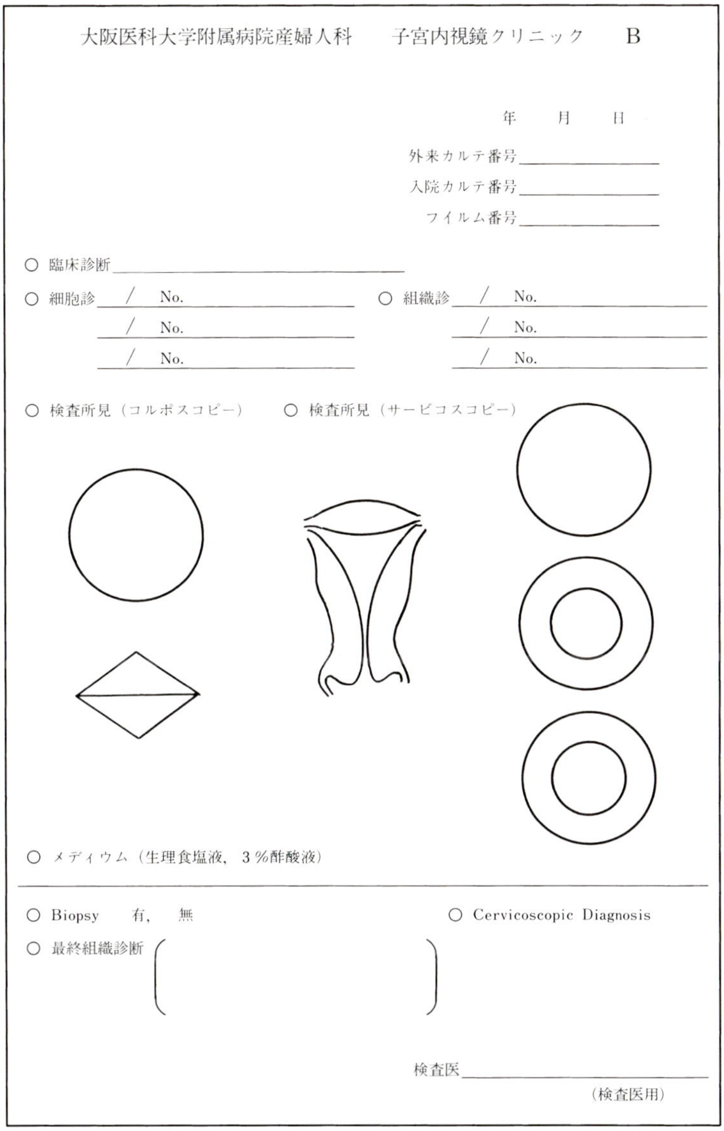

大阪医科大学附属病院産婦人科　子宮内視鏡クリニック　B

年　月　日

外来カルテ番号＿＿＿＿＿＿

入院カルテ番号＿＿＿＿＿＿

フイルム番号＿＿＿＿＿＿

○ 臨床診断＿＿＿＿＿＿＿＿＿＿

○ 細胞診＿／　No.＿＿＿＿　○ 組織診＿／　No.＿＿＿＿

＿／　No.＿＿＿＿　＿／　No.＿＿＿＿

＿／　No.＿＿＿＿　＿／　No.＿＿＿＿

○ 検査所見（コルポスコピー）　○ 検査所見（サービコスコピー）

○ メディウム（生理食塩液，3％酢酸液）

○ Biopsy　有，無　○ Cervicoscopic Diagnosis

○ 最終組織診断（　　　）

検査医＿＿＿＿＿＿＿＿

（検査医用）

図16　コルポ・サービコスコピー記録紙（大阪医大）

1）正常所見　Normal Cervicoscopic Findings（写真87）

（1）円柱上皮　Columnar Epithelium（C）

（2）移行帯　Transformation Zone（T）

（3）扁平上皮　Squamous Epithelium（S）

2）各種所見　Miscellaneous Cervicoscopic Findings

（1）炎　症　Inflammation（Inf）

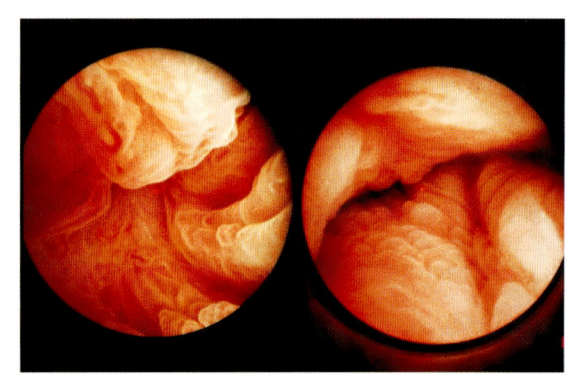

写真87 正常頸管像
頸管内は縦および横のヒダがあって，表面は円柱上皮が小乳頭状にみられる．

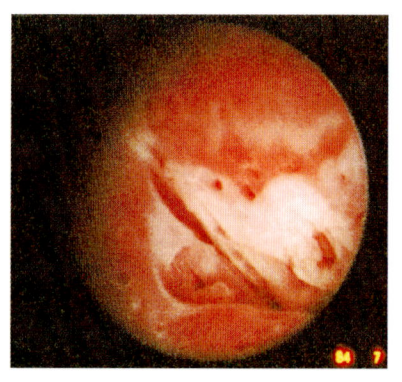

写真88 白色上皮の頸管内侵入像(UC-b)
外子宮口の前唇を占める白色上皮が頸管に侵入している．3時の位置には大型，不整な腺開口が認められる．組織所見：軽度異形成．

(2) 萎　縮　Atrophy（Atr）
(3) びらん　Erosion（Er）
(4) ポリープ　Polyp（Po）
(5) 頸管癒着　Synechia(Syn)
頸管内にみられる多様な形状の癒着である．索状，膜状であったり，あるいは全周にわたって狭窄を示すこともある．

3）異常所見　Abnormal Cervicoscopic Findings（写真88～98）
悪性あるいは前癌変化を疑わせる所見をいう．
(1) 白色上皮（白斑を含む）　White Epithelium（W）
酢酸加工によって白色変化を生じる白色上皮（W）と加工せずにみられる白斑（L），および加工しないままにみられる境界のやや不鮮明な非隆起性白色域（white zone）などが含まれる．現在のサービコスコピーではこの三者を明確に区別できないことが多く，これらを一括して白色上皮としている．
(2) モザイク　Mosaic（M）
酢酸液灌流加工診で明瞭化するが，一定の領域にモザイク状血管所見をみる．
(3) 赤点斑　Punctation（P）
上記と同様に，一定領域に点状血管をみる．
(4) 異型血管域　Atypical Vessels（aV）
一定領域に異型血管をみるものをいうが，加工診では逆に不明瞭になる．

第6章 コルポ・サービコスコピーの概念とその重要性　99

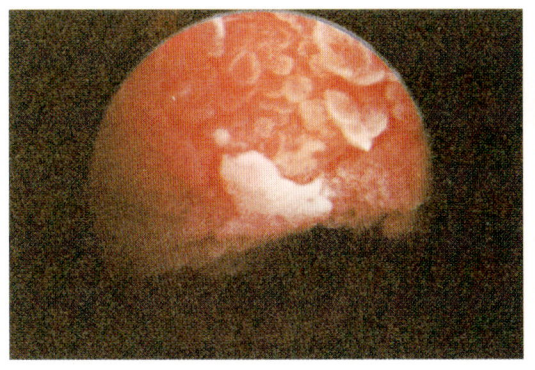

写真89　白色上皮（UC-a）
腟部白色上皮とは非連続性に存在する白色上皮で，その外側には形の揃った円柱上皮の乳頭が観察される．組織所見：軽度異形成．

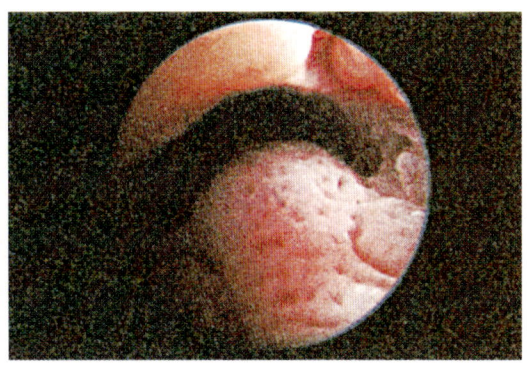

写真90　移行帯の上昇例（UC-b）
腟部びらん面から頸管の後壁1/2まで隆起性に上昇する移行帯で，小型の腺口が多数存在する．組織所見：軽度異形成．

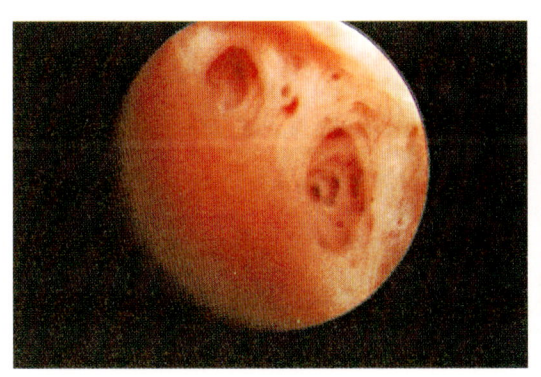

写真91　大型腺開口（UC-a）
腺口の周囲には糸くず状，つる状などの異型血管がみられる．組織所見：上皮内癌．

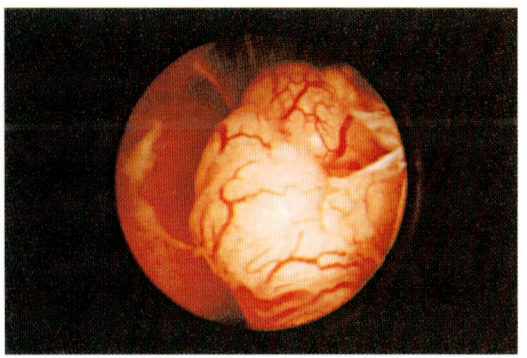

写真92　浸潤癌所見（UC-a）
結節状に突出した黄色調の表面には明瞭な樹根状血管が観察される．扁平上皮癌（臨床進行期Ib）

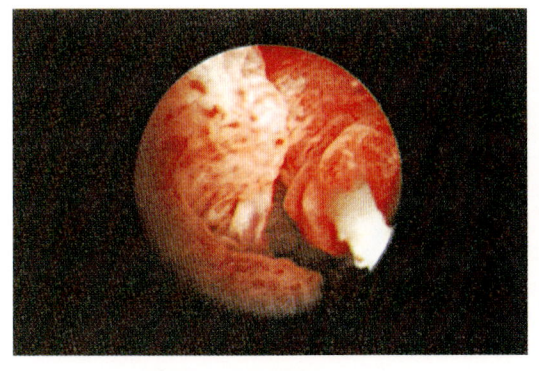

写真93　浸潤癌所見（UC-a）
隆起性に突出した表面は凹凸不整で多彩な異型血管がみられ，その反対側は分泌物の排出が認められる大型腺開口である．扁平上皮癌（臨床進行期IIb）．

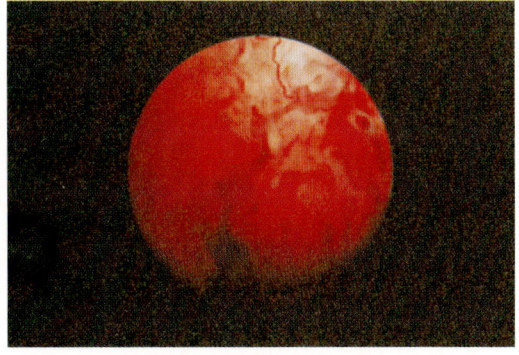

写真94　浸潤癌所見（UC-b）
隆起し，出血傾向と明瞭な異型血管がみられる．扁平上皮癌（臨床進行期IIb）．

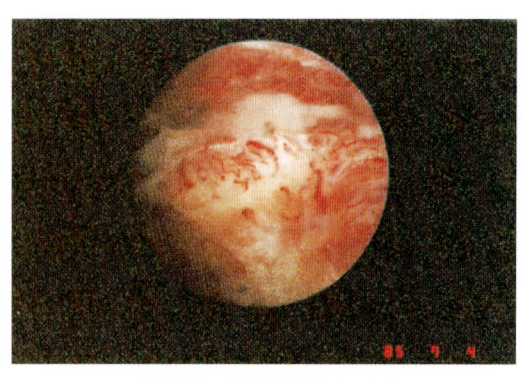

写真95　浸潤癌所見（UC-a）
壊死状となった限局性隆起部には，樹根状，つる状，糸くず状血管を認める．扁平上皮癌（臨床進行期 Ib）．

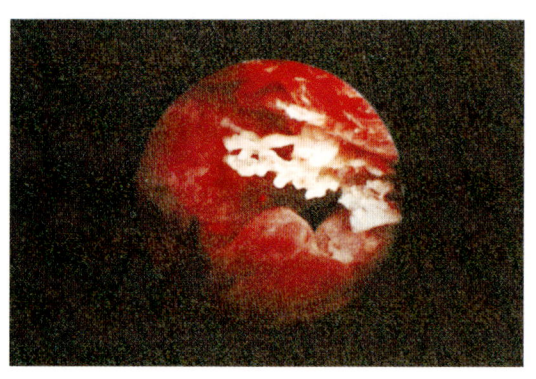

写真96　浸潤癌所見（UC-b）
扁平上皮癌例にみられた乳頭状所見で，乳白色の乳頭内も異型血管が観察される．扁平上皮癌（臨床進行期 IIb）．

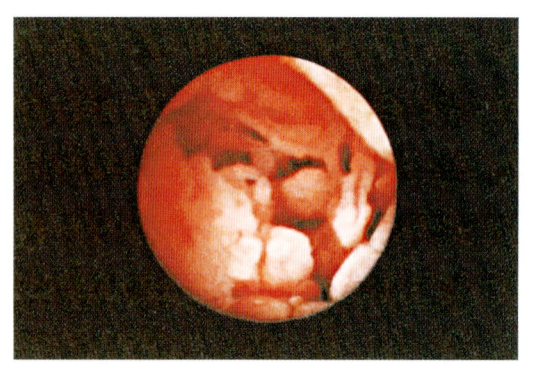

写真97　浸潤癌所見（UC-b）
頸部腺癌例に通常認められる乳頭状所見である．乳頭内糸くず状，つる状血管がよく分かる．頸部腺癌（臨床進行期 IIb）．

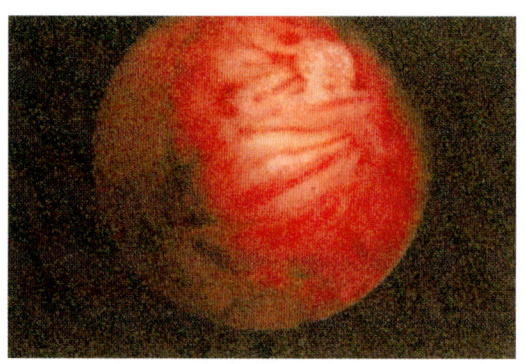

写真98　浸潤癌所見（UC-b）
頸管に原発した腺癌で，その乳頭状所見の拡大像である．乳頭の構造とその内部の異型血管がよく透見できる．頸部腺癌（臨床進行期 Ib）．

（5）頸管内浸潤癌　Cervicoscopic Invasive Carcinoma（IC）

サービコスコピーで浸潤癌と診断できるもので，表面隆起，潰瘍，乳頭状所見がある．

ⅰ）表面隆起　Surface Elevation

この領域は全体に隆起し，表面は壊死片などを伴って不規則で，樹根状，柳枝状，糸くず状など多彩な血管像が観察される．

ⅱ）潰　瘍　Ulcer

頸管内においては良性潰瘍がみられることはまれであり，潰瘍が認められれば悪性が強く疑われる．

ⅲ）乳頭状所見　Papillary Findings

表面が比較的不揃いのやや大きい乳頭で被われ，酢酸加工によっても変化しない．毬状，ヘアピン状血管が乳頭内にみられ，出血しやすい．大型，不定形の腺口が認められる．

3．臨床成績とその応用

1）UC-bにおけるコルポスコピー所見とサービコスコピー所見との対比（表23）

腟部では白色上皮，赤点斑，モザイクの順に多くみられた所見は，頸管内に及ぶと大部分が白色上皮として観察され，モザイク，赤点斑は減少する．

2）UC-aとUC-bの診断率（表24）

頸管内に異常所見が観察され，その部の上皮異常が組織学的に確認できたものをサービコスコピーの正診とした．この結果，UC-a群の診断率は72.3％で，偽陽性率は19.2％であった．UC-b群の診断率は93.8％と前者に比して高く，偽陽性率は5.2％と低かった．両群を合わせたサービコスコピーの診断率は86.7％であり，コルポスコピーのそれに匹敵するものといえる．

3）UC-b群の頸管内異常所見の上限（表25）

UC-b群の頸管内異常所見が確認できた50例について，その所見の頸管内での上限を検討した．異常所見の大部分は頸管の1/2までに存在するが，1/2を越えるものが20％にみられ，改めてサービコスコピーの有用性を認めた．

以上から，これまでは観察者の考え方によって比較的漠然と処理されていたUC例は，コルポスコピーとサービコスコピーの併用による詳細な観察で，次の点から明らかにされたと考える．

UC-b例においては，腟部びらん面の異常所見は頸管内に上昇するにつれてその所見に変化がみられ，それらの80％は頸管の1/2までに存在するが，

表23　UC-b例における腟部びらん面のコルポスコピーとその頸管内侵入によるサービコスコピー所見との対比

コルポスコピー所見	サービコスコピー所見							計
	移行帯	モザイク	赤点斑	白斑（W＋L）	異型血管	浸潤癌	パピローマ	
白色上皮（W）	8	1	2	29	8	3	2	53
赤点斑（P）	4	0	6	8	2	1	3	24
モザイク（M）	2	3	2	5	1	1	0	14
白　斑（L）	1	0	0	1	1	0	0	3
異型血管（aV）	0	0	0	1	0	1	0	2
計	15	4	10	44	12	6	5	96

表24 UC-a群とUC-b群の診断率

	UC-a	UC-b	計
正診率	34 (72.8%)	90 (93.8%)	124 (86.7%)
偽陽性率	9 (19.2%)	5 (5.2%)	14 (9.8%)
偽陰性率	4 (8.5%)	1 (1.0%)	5 (3.5%)
計	47	96	143

表25 頸管内異常所見の上限

上　限	%
〜1/4	44.0
1/4〜1/2	36.0
1/2〜3/4	12.0
3/4〜	8.0

(UC-b, n=50)

20%は1/2を越える．移行帯の上昇はかなり深く，腟部びらん面とは非連続性に異常所見のみられる例がある．

UC-a例の頸管内所見はUC-b例に類似するが，所見の把握は困難なことが多い．その病変の存在は頸管下部に多いものの，小範囲あるいは非表在性であったりするため，移行帯とくに腺口の異常や血管所見に注目して観察する必要がある．

ま と め

サービコスコピーはいまだ一般に普及していない．これは多数例による十分な検討が加えられていないことを考慮すれば，今後の活用によって診断率の向上がさらに期待できる．しかも前癌および初期癌に対する積極的な保存療法を行うとき，コルポ・サービコスコピーの果たす役割は極めて大きいものになろう．

第 7 章

異形成・初期癌のレーザー治療におけるコルポ・サービコスコピーの役割

はじめに

　最近の頸癌の早期診断の進歩に伴って前癌や初期癌が増加している．これに伴って若年婦人患者の比率が高まり，子宮を温存する局所療法の必要性に迫られている．これは患者への侵襲が極めて少ないことから，精神的，肉体的，経済的な面でそのメリットは大きい．

　従来，初期癌を進行悪性腫瘍と同一視する医師もなお多いために過剰の治療が行われている恐れがある．一方で，最近の細胞診，コルポスコピー，サービコスコピーの進歩はめざましく，これらの十分な手技をもつ医師であれば，術後の十分な追跡管理を条件に前癌，初期癌に対して積極的に保存的な治療に取り組む時代になった．この際の局所療法は，診断的治療の考えを捨てて治療を主目的とした手段として用いるべきである．従来これらの手段としてメスによる円錐切除術，電気焼灼術，冷凍術および高周波法などが行われてきた．このなかで，円錐切除術以外の方法による治療は，術後の組織が得られないので，上皮内癌以上の病変や診断が不明確な症例には危険であろう．

　最近，局所療法として蒸散，切開，焼灼凝固，温熱，光などの多くの作用を有するレーザー法が注目を集めている．本法は現在，蒸散，切開，凝固などが使われているが，その他の作用の利用価値も高く，今後開発される分野である．本章では教室で1983年9月から20年間に前癌，初期癌に対して行ってきたNd-YAGレーザー法について，その手技，追跡法，成績，ならびに初期癌の温存治療の限界について述べてみたい．

1. 実施法

　教室で使用しているNd-YAGレーザーはSLT Japan社製（写真99）装置である．Nd-YAGとは，媒質がネオジウム，イットリウム，アルミニウムとガーネットからなり，それらの頭文字を採ったもので，CO_2レーザーと異なって波長が短く高い透過性と内部での吸収を特長としている．また，光を細い石英チューブで導くことができ，極めてflexibleなため，切開などの実施上使いやすい．実施にあたっては図17のような方法を用いている．これらはYAGレーザー機器の特長と病変の進行度，コルポ・サービコスコピーによる病巣の広がり，程度，年齢，頸部の形状から勘案して作成している．type 1法は全病巣が可視できるSCF（Satisfactory Colposcopic Findings）の異形成と上皮内癌例に対して円錐切除のみを，type 2法は不適例のUC-aおよびUC-bの症例に円錐切除と頸管のrod-cauteryを，type 3法は微小浸潤癌や広範囲上皮内癌例に対して，type 2法に円錐切除部位創面にさらに蒸散をドーム状に行う．治療の前日に入院し，手術室で静脈麻酔および吸入麻酔下に行い，当日夕方に退院する．

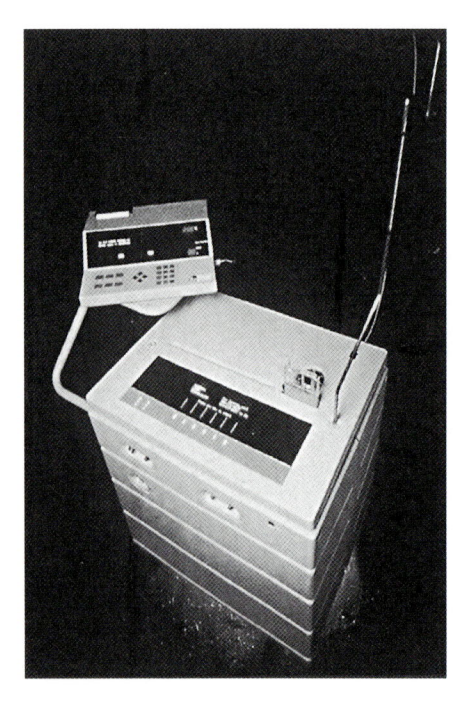

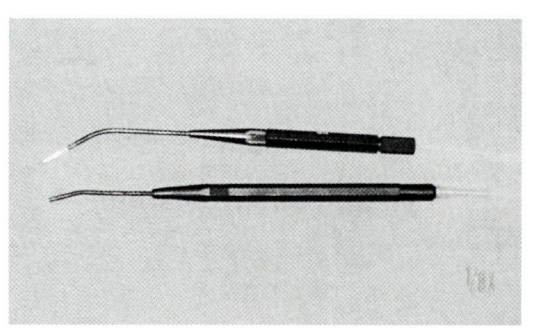

写真100　contact用ハンドピース

写真99　SLT Japan 社製 Model：CL50

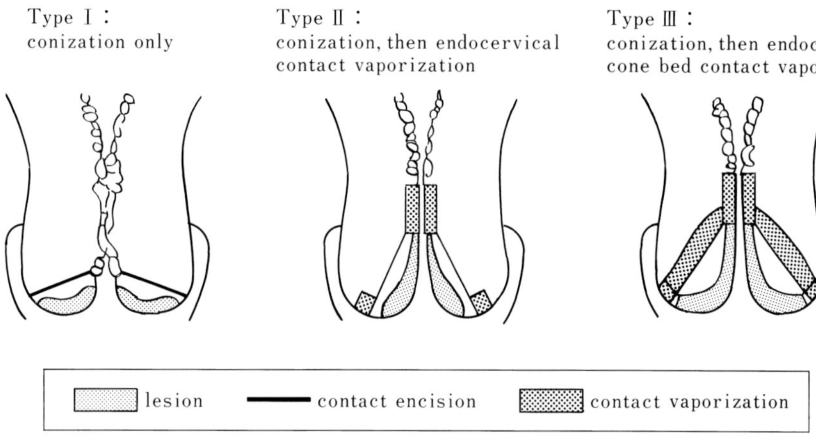

第7章　異形成・初期癌のレーザー治療法におけるコルポ・サービコスコピーの役割　105

Type I:
conization only

Type II:
conization, then endocervical contact vaporization

Type III:
conization, then endocervical and cone bed contact vaporization

▭ lesion　── contact encision　▩ contact vaporization

図17　YAGレーザー治療の各手技

　切開や焼灼をする接触法には改良した角度付きハンドピース（写真100）を用い，切開にはfrosted laser rod，凝固にはrounded probeを用いて15～20wのパワーで蒸散する．非接触法の蒸散には外科用ハンドピースを使用し60wでそれぞれ施行する．

　主に行っているレーザー円錐切除術兼創面および頸管部の焼灼法の手順を簡単に述べる．桜井式腟鏡を装着し，コルポスコープで術前のチェックをした後（写真101），腟部前唇を単鉤で牽引する．びらんの第一次SCJより数mm外側をまず後唇よりレーザー切開を始め，できるだけ深く（3～5mm）しながら全周に切開を入れる．次に3号角針で4号絹糸を1本だけ通し（写真102），単鉤を外して絹糸のみで固定する．さらに，できるだけ後唇，側唇の切開を深くし（写真103），最後に前唇より切開を入れ（写真104）円錐状に切除する．probeをround型に替え，側面よりの出血に熱照射を加え，凝固と壊死を症例によって適宜加える．また，サービコスコピーによって確認した頸管に病巣と予防的焼灼を加えることで終了する（写真105）．さらに，病変の進行した例や広範囲症例（写真106）にはドーム状に大きく切除し，頸管も十分焼灼する（type 3法，写真107）．その切除標本は十分に得られる（写真108）．

　治癒する過程は，術後に壊死苔が表面を覆い，1～2週間目に（個人差はあるが）剥脱していく．3週目頃より肉芽ができ，その表面を主に周囲から扁平上皮が覆っていく（写真109，5週目）．6～8週でほぼ上皮が被覆して治癒する（写真110，6週目）．

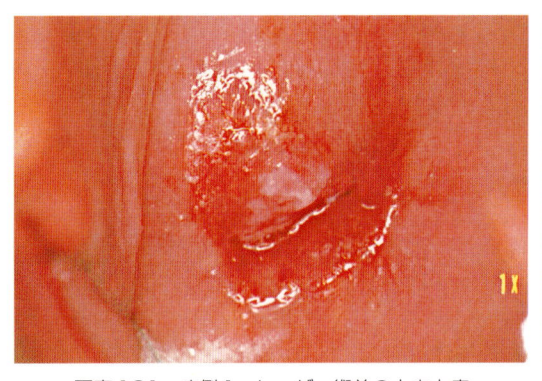

写真101　症例1．レーザー術前の上皮内癌（UC-b）例
12時方向に白色上皮がみられ，頸管にサービコスコピーで3mm伸延している．

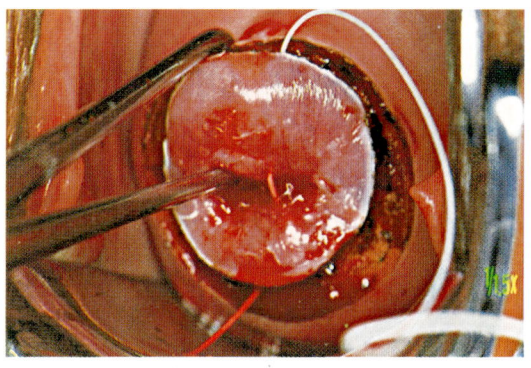

写真102　症例　1
単鉤で固定し全周に切開を入れ，絹糸を一本通したところ．

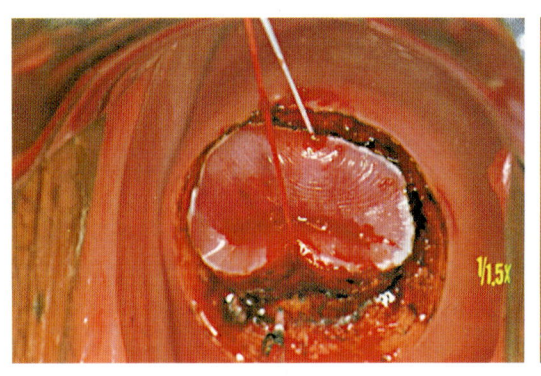

写真103　症例　1
絹糸のみで牽引し，後唇を十分に，つぎに側唇を切開する．

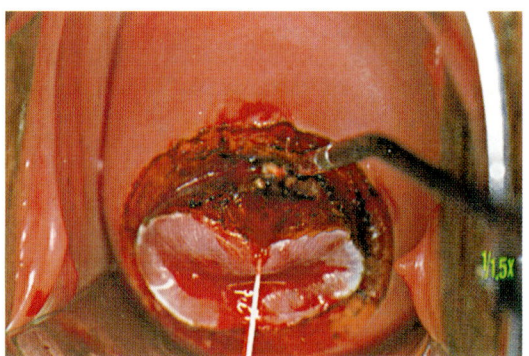

写真104　症例　1
最後に前唇より切開し切除する．

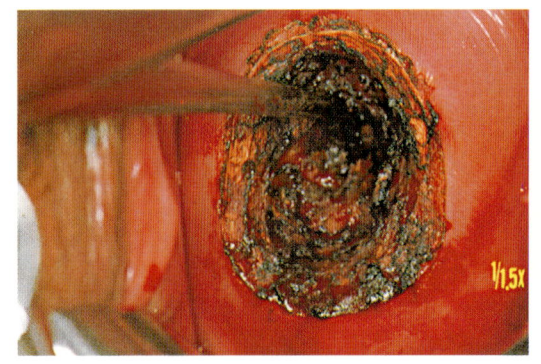

写真105　症例　1
切除後創面を焼灼あるいは蒸散し，頸管も病巣の広がりに応じて焼灼する．

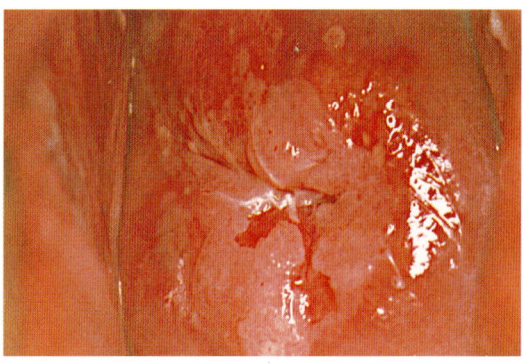

写真106　症例2．微小浸潤癌（UC-a）例
広範囲に白色上皮がみられ，サービコスコピーで頸管の約1/2に達する．

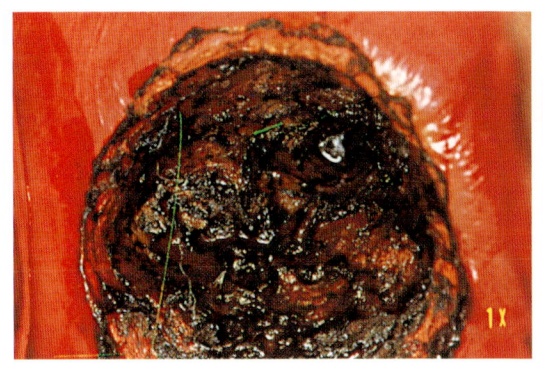

第7章　異形成・初期癌のレーザー治療法におけるコルポ・サービコスコピーの役割　107

写真107　症例　2
大きく切除し，創面にドーム状焼灼を加え，頸管部にも内子宮口まで十分焼灼する．

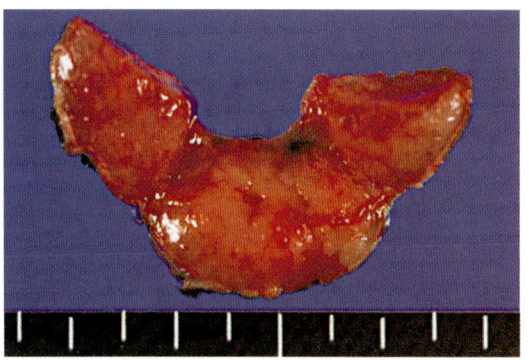

写真108　症例　2
レーザー円錐切除では十分な標本が得られる．

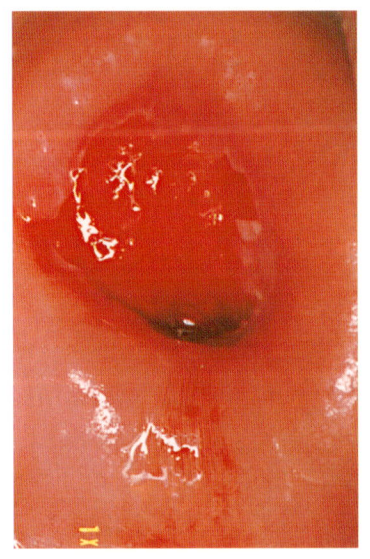

写真109　症例　2
術後5週目で，十分な肉芽の表面を主に周囲から上皮が覆ってきている．

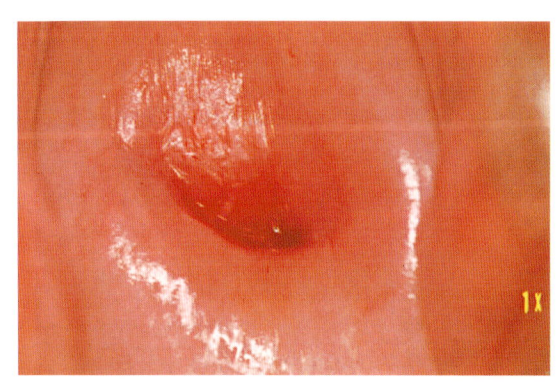

写真110　症例　2
術後8週目．上皮がほぼ創面を修復している．瘢痕形成による陥凹は軽度である．

2．臨床成績－とくに頸部初期癌について－

1）対象ならびに方法

　1983年9月から2001年12月までの18年間にレーザー円錐切除術を行ったのは頸部上皮内新生物 cervical intraepithelial neoplasia（CIN）および初期癌の2,256例で，そのうちの初期癌971例について考察した．

　術前診断は細胞診3～5回，コルポスコピー1～2回，サービコスコピー1回，生検1～2回を行った．レーザー治療の機器および手技は前項に詳述したごとくである．

　なお，レーザーconeの平均手術時間は11.4分，術中出血は20ml以上が10.3％に生じたが，ほかは5ml以下であった．

2）成　　績

(1) 全対象の術前と円錐切除標本診断の比較（表26）

　術前組織診断と円錐切除標本の診断が一致したのは79.2％，過小診断率は20.8％であった．その結果，最終診断はCIN I（軽度異形成：MD）が76例，CIN II（中等度異形成：Mod D）が310例，CIN IIIが1,575例（高度異形成（SD）：596，CIS：979），MICが254例，Ib "occ"（旧分類）が41例であった．

　術前診断のCINにMICが混在していたのはCIN Iに1例，CIN IIに16例，CIN IIIのSDに45例，CISに73例がみられた．Ib "occ" はCIN IとIIになく，CIN IIIのSDに5例，CISに11例，MICに17例が生じた．

　なお，病理学的検索は，円錐切除標本および追加摘出標本の12～16等分割切片のHE染色による検鏡を行った．

(2) 術前診断が治癒率，不完全切除率，過小診断率に及ぼす影響（表27）

　術前生検診が細胞診およびコルポ・サービコスコピーに一致あるいは高位病変を捉えた場合，治癒率は98.1％と97.7％，不完全切除率16.3％と15.3％，過小診断率は12.2％と14.0％であった．逆に生検診が両補助診断法に劣る場合は治癒率が低く，不完全切除率や過小診断率が高かった．

(3) 治　癒　率（表28）

　CISは978例中973例99.5％，MICは254例中244例96.1％，Ib "occ"（旧分類）のうち3mm以下は6例中5例83.3％，3.1～4mmは12例中12例100％，4.1～5mmは5例中3例60.0％，5mm以上群は15例中4例26.7％の治癒率であった．

表26 初期病変における術前と円錐切除標本診断の比較

術前診断＼標本診断	診断不能	cervicitis	CIN I	CIN II	CIN III SD	CIN III CIS	MIC	early IC Ib "occ"	Total
Suspect CIN	0	1	2	0	1	1	0	0	5
CIN I	1	9	64	48	39	7	1	0	169
CIN II	1	39	40	182	140	73	16	0	491
CIN III SD	2	28	22	106	258	229	45	5	695
CIN III CIS	0	2	5	38	241	382	73	11	752
MIC	0	1	3	1	11	24	73	17	130
Suspect IC	0	0	0	0	0	0	6	8	14
Total	4	80	136	375	690	716	214	41	2256

正診率：1787/2256（79.2％）

表27 術前診断が治療成績に及ぼす影響

	治癒率	不完全切除率	過小診断率
生検診＞細胞診とコルポスコピー（n=263）	258/263（98.1％）	43/263（16.3％）	32/263（12.2％）
生検診＝細胞診＝コルポスコピー（n=301）	294/301（97.7％）	46/301（15.3％）	42/301（14.0％）
生検診＜細胞診またはコルポスコピー（n=215）	205/215（95.3％）	48/215（22.3％）	52/215（24.2％）

表28 レーザー円錐切除による治癒率

	CIS	MIC	Early IC (Ib "occ") ～3mm	3.1～4mm	4.1～5mm	5.1mm～
追跡期間（月数）		77.8±21.2	85.2±17.4	79.4±20.2	79.6±8.6	148
円錐切除のみ施行	969/978（99.1％）	243/254（95.4％）	5/6（83.3％）	12/12（100％）	2/5（40.0％）	1/15（6.7％）
円錐切除による治癒率	973/978（99.5％）	244/254（96.1％）	5/6（83.3％）	12/12（100％）	3/5（60.0％）	4/15（26.7％）
			261/272（96.0％）		6/18（33.3％）	

円錐切除による治癒：完全切除例で経過に異常がないもの
　　　　　　　　　追加手術時摘出標本に病変のないもの
　　　　　　　　　CIN遺残例でその追跡中に病変が消失したもの

　術後の追跡期間は21～216ヵ月で，治療は1回のみの成績とした．治癒の判定は，完全切除例では再発徴候のないことに加え，不完全切除例ではCIN遺残例で追跡中に病巣が自然消失した例，および追加手術の摘出標本に遺残病巣がない例を含めた．

（4）不完全切除例における遺残例と治癒率（表29）

　CISでは不完全切除率13.2％，遺残率0.4％，不完全切除例での治癒率97.3

%，MIC では19.3％，7.1％，80.0％，Ib "occ"（旧分類）の3mm以下では50.0％，16.7％，66.7％，3.1〜4mm では16.7％，16.7％，100％，4.1〜5mm では60.0％，40.0％，66.7％，5.1mm以上では80.0％，60.0％，26.7％であった．初期浸潤癌を浸潤4.0mmで分けて検討すると，4.0mm以下群の遺残率は7.7％，4.1mm以上群は55.0％と大きな差がみられた．

(5) 病変遺残例について

ⅰ）追跡症例（表30）

最終診断はすべてMICで，遺残病変はCIN I〜Ⅲの11例であった．CIN I〜Ⅱの8例は追跡中の9〜47カ月の間に自然消失した．CIN Ⅲの3例は24カ月目に本人の希望でre-coneと蒸散して治癒せしめた．

ⅱ）追加子宮摘出手術施行例（表31）

子宮摘出例での最終診断はCIS 2例，MIC 10例，Ib "occ" が15例の27例で，遺残病変はCIS，MICまたはICがみられ，5例には摘出時病変はみられなかった．これらは細胞診陽性またはbiopsyでICのために手術を勧めた例が大部分であったが，一部は本人の希望によるものも含まれた．術式は単純子宮全摘術が3例で，他の23例には準広汎性子宮全摘術が施行され，そのうち11例に骨盤リンパ節郭清が行われた．また，1例に広汎性子宮全摘術を行った．これらリンパ節郭清術のうち4例にリンパ節（1個）転移陽性を認めた．

3）初期浸潤癌に対するレーザー治療の限界と確立

臓器温存療法の代表的なものとして乳癌局所療法が挙げられる．そのquadrantectomyあるいはlumpectomyの5年生存率は87〜92％であり，5年

表29 不完全切除例および遺残例

	CIS	MIC	\~3mm	3.1〜4mm	4.1〜5mm	5.1mm〜
不完全切除率	73/552 (13.2%)	49/254 (19.3%)	3/6 (50.0%)	2/12 (16.7%)	3/5 (60.0%)	12/15 (80.0%)
遺残率	2/552 (0.4%)	18/254 (7.1%)	1/6 (16.7%)	2/12 (16.7%)	2/5 (40.0%)	9/15 (60.0%)
			19/272 (7.7%)		11/20 (55.0%)	
不完全切除例における治癒率	71/73 (97.3%)	39/49 (80.0%)	2/3 (66.7%)	2/2 (100%)	2/3 (66.7%)	4/15 (26.7%)

不完全切除：円錐切除標本断端にCIN以上の病変を認めるもの
遺残：子宮摘出標本および温存子宮にCIN以上の病変を認めるもの
治癒：不完全切除例のなかで，追加手術摘出標本に病変がなく，初回の円錐切除のみで治癒したと考えられるもの

表30 病変遺残例の経過(追跡症例)

	術前診断	標本診断	遺残病変	追跡期間と経過	
1	CIS	MIC	CIN III	6months	
2	CIS	MIC	CIN III	12months	→ re-cone 完全切除
3	MIC	MIC	CIN III	24months	→ re-vapo.
4	CIS	MIC	CIN II	24months	
5	CIS	MIC	CIN II	30months	
6	CIS	MIC	CIN II	26months	
7	CIS	MIC	CIN II	29months	→ 病変消失
8	CIS	MIC	CIN II	9months	
9	CIS	MIC	CIN II	23months	
10	CIN II	MIC	CIN I	26months	
11	CIN II	MIC	CIN I	47months	

表31 追加手術施行症例

	術前診断	標本診断	新分類	浸潤度	浸潤様式	遺残病変	追加治療
1	CIS	Ib "OCC"	1a2	5.0mm	C.	MIC	SRH
2	CIS	Ib "OCC"	1b1	5.5mm	C.	なし	SRH
3	CIS	MIC	1a1			MIC	SH
4	CIN III	Ib "OCC"	1b1	7.0mm	Ly.	IC	SRH
5	CIS	Ib "OCC"	1a2	4.5mm	Ly.	IC	SRH +
6	CIS	Ib "OCC"	1b1	9.0mm	Ly.	IC	SRH +
7	CIS	Ib "OCC"	1a2	5.0mm	C.	なし	SH
8	CIS	MIC	1a1			MIC	SRH
9	CIS	MIC	1a1			MIC	SRH
10	CIS	MIC	1a1			MIC	SRH
11	MIC	MIC	1a1			MIC	SRH
12	MIC	MIC	1a1			MIC	SRH
13	MIC	MIC	1a1			MIC	SRH
14	MIC	MIC	1a1			MIC	SRH
15	Susp. IC	MIC	1a1			MIC	SRH
16	MIC	Ib "OCC"	1b1	6.0mm	C.	IC	SRH
17	MIC	Ib "OCC"	1b1	6.0mm	C.	なし	SRH
18	Susp. IC	Ib "OCC"	1b1	6.0mm	Ly.	IC	SRH
19	Susp. IC	Ib "OCC"	1b1	7.0mm	Ly.V.	IC	SRH
20	Susp. IC	Ib "OCC"	1b1	6.0mm	Ly.	IC	SRH
21	Susp. IC	Ib "OCC"	1b1	7.0mm	C.	IC	SRH
22	Susp. IC	Ib "OCC"	1b1	8.0mm	Ly.	IC	SRH
23	MIC	Ib "OCC"	1b1	3.0mm	Ly.	CIS	SRH +
24	CIN III	Ib "OCC"	1b1	6.0mm	Ly.	IC	SRH
25	MIC	MIC	1a1			なし	SH
26	MIC	Ib "OCC"	1b1	6.0mm	C.	なし	SRH
27	Susp. IC	Ib "OCC"	1b1	10.0mm	Ly.	IC	SH +

C.: cnfluent invasion V.: vessel permeation (vessel) Ly.: vessel permeation (lymph duct)
SRH: semiradical hysterectomy (+pelvic lymphnodectomy) +: lymphnode meta
RH: radical hysterectomy

健存率では67〜84%と報告されている．この十分でない成績の原因はリンパ節転移率の高さにあり，たとえば温存手術の限界である直径2cm大の腫瘍では25%にのぼる．このような状況にありながら，なお乳癌の温存治療が行われるのは根治的手術による女性の肉体・精神的苦痛の大きさからの強い要望によるものであろう．

表32　浸潤3mm以内の初期癌リンパ節転移頻度

	報告者	年度	全症例数	転移症例数
1	Diworth ら	1962	9	0
2	Smith ら	1969	16	0
3	Artner	1972	59	0
4	Roche, Norris	1975	9	0
5	栗原ら	1975	142	0
6	泉ら	1975	54	1
7	Leaman ら	1976	32	0
8	Seski ら	1977	37	0
9	荷見ら	1978	106	1
10	滝ら	1979	55	0
11	矢島, 野田	1979	90	0
12	杉森	1979	135	1
13	吉田	1981	90	0
14	Van Naqell ら	1982	52	0
15	Creasman ら	1985	24	0
16	小西ら	1989	165	0
17	児玉ら	1989	149	0
18	太田ら	1989	26	1
19	北田ら	1989	15	0
20	大阪医科大学	1998	224	1
	計		1,489	5(0.34%)

浸潤4 mm 以内
Ullery ら（1965） 22例中リンパ節転移なし
Zaino ら（1992） 36例中リンパ節転移なし
大阪医科大学（1998） 224例中1例（妊娠合併例 3mm以内浸潤：脈管侵襲あり）

浸潤5 mm 以内 (1.08%)

　これに比べると，子宮頸部初期癌のリンパ節転移率は極めて低い．表32に示すように，3mm以内の初期浸潤癌の代表的文献をみると，その転移率は0.27%であり，浸潤4mm以内浸潤癌例の転移に関する数少ない3報告では0%であり，さらに5mm以内浸潤癌例の多くの報告では1.08%であった．このように乳癌に比べると頸部初期癌の温存治療の条件は，はるかに良いといえる．

　2,256例のCINとMIC（suspect IC）から生じたIb "occ"は33例（1.5%）で，これらはSD以上の症例に検出された．また，CINからMICが生じたのはCIN IIからであり，したがって教室ではCIN II（中等度異形成）以上の病変はレーザーconeの対象としている．術前診断の精度に関しては，正診率は79.2%であるが，この生検診が細胞診やコルポスコピー所見に一致するか，それ以上の病変を超えると治癒率が高く，遺残率が低いことから，生検診所見は極めて大切である．もし数回の検査で生検診が適正な結果を得られない場合は，三者のうち最も悪い所見から推定して治療を行うべきであると考えられた．さらに，広いCISやMIC例では，病変の頸管内上昇や頸管内に主病変を有する例が多いためコルポスコピーに加えてサービコスコピーの施行が不可欠と思われた．

今回の成績では，完全切除例には再燃による追加治療を行った例はみられていない．また，遺残例では，それがCIN IおよびCIN IIの場合はフォローしているが，ほとんど自然消失したので，この程度の遺残例には術後まず追跡管理が選択されるべきと考えられた．

　子宮摘出を行った例に関しては，27例中5例に病変が認められなかった．27例の（準）広汎性子宮全摘例のうち12例には骨盤リンパ節郭清を行ったが，4例にリンパ節転移が認められた．このことからも5.1mm以上浸潤例には子宮摘出に加えリンパ節郭清が必要と思われる．

　治療成績をみると，CIS, MIC, Ib"occ"の3.0mm以下群および3.1〜4.0mm群の治癒率は高く，4.1〜5.0mmや5.1mm以上群は低かった．この結果からも4.0mm以下浸潤群を含めた初期癌は温存治療の適応と思われ，また4.0mm浸潤を境にして，不完全切除率や遺残率にも大きな差があることで明らかであろう．

　筆者らの一連の研究から，上皮内癌に対する円錐切除術でメス（コールドcone）とレーザーメス（レーザーcone）の差を不完全切除率とその例における治癒率でみると，前者は22.6％，62.9％で，後者は13.2％，97.3％で明らかに後者が優れていた．このようにレーザーconeは遺残が予測されながらも治癒する例が多いことは，切断端の部分が高熱のために切創の400〜600μが壊死に陥ること，また術時小病巣が遺残していてもレーザーの光作用で悪性細胞が小器官に障害を受けて死滅すると考えられた．この熱および光作用はレーザーconeの特徴であり，治療目的には優れていると考えられた．

　以上から，子宮頸部初期癌に対するレーザー円錐切除術で臨床的に大切な事項は，術前診断ではMIC以下であり，生検診が細胞診やコルポスコピーに一致するかにより高位の病変を捉えていること，術後標本の検索では脈管侵襲を認めない4.0mm以下浸潤の完全切除例が子宮温存可能の病理学的限界と考えられた．

3. 治癒機転

　腟部びらんや軽度異形成例などに用いられる治療法，すなわち電気焼灼術，高周波，冷凍術，浅いレーザー照射法は5〜6mmまでの壊死深度であるが，これらは瘢痕治癒による機転は少なく，良い肉芽の再生に加えて周囲扁平上皮からの幼若上皮の伸延と残存円柱上皮あるいは円柱上皮下予備細胞による被覆で治癒する．

一方，ここで述べたようなレーザーconeでは十分に大きく切除し，さらに焼灼を壊死に加えたにもかかわらず肉芽は大きく，その治癒後に瘢痕収縮によりわずかに陥凹を生ずる程度である．肉芽の上は主に周囲扁平上皮から幼若上皮が伸延・成熟するが，頸管円柱上皮下予備細胞も伸延し，扁平上皮化生によって被覆される．治療後の間質の再生の変化について言及すると，壊死に陥った部位は壊死層を形成するが，1～2週目になると，壊死層の下にはexsudate zone，次にその下にはfibrinoid necrosis，さらにその下層には幼若な肉芽組織と4層が認められ，2～3週目の間に次第に上層より剥離し，3週目頃には若い肉芽組織が増生する．この肉芽の表面は，一層の扁平化したfibroblastあるいはGitter染色に染まる線維性の結合織で覆われる．この結合織は，上皮が覆う前段階にみられ，この上を幼若上皮が伸延することから，基底膜に類似するものではないかと考えられる．この時期には，細胞像にはfibroblastあるいはfibrocyteが，コルポスコピーでは結合織様の被膜として認められる．そして，この上を扁平上皮の幼若細胞あるいは残存円柱上皮下の予備細胞が伸延し，層を増しながら覆うのが観察された．

おわりに

　子宮頸部癌の早期診断上，細胞診とコルポスコピーは車の両輪のように欠かせない．また，両者とも診断医の病理学的組織が豊富なほどより高い診断が得られることで共通しており，前者はスクリーニングするうえで優れ，後者は二次生検で重要である．

　コルポスコピーの普及は細胞診に比べて遅れている．細胞診の普及が先行したのは，その臨床上の意義を臨床医に全科レベルで広めたことが挙げられる．しかし，一般にはなお採取の実施知識とその診断の解釈に限られ，自ら検鏡できる医師はなお少ない．その点，コルポスコピーは医師一人で実施し診断しなければならず，習得に時間を要することも遅れた原因の一つと考える．

　しかもコルポスコピーに関する教育システムはまだ整っていない．最も良いとされる man to man による直接観察，あるいは側視鏡を用いての方法ではその観察力の向上は目ざましいが，そのための指導医が絶対的に不足している．また，集団による教育法は皆無といってよく，ビデオシステムやスライドによる教育法が開発される必要がある．一方では，コルポスコピーは独学で習得することができるので，本著ではアトラスを用いての独習方法について述べているので試みていただきたい．

　小著がコルポスコピーに興味があり，学ぶ意欲をもっておられる医師に少しでも有益であればと願うとともに，世界にも誇れる日本のコルポスコピーの技術の普及とさらに一層の発展を祈りたい．

　擱筆にあたり，著者らの恩師の平井 博 博士および現在,教室癌クリニックで診療と研究に従事している以下の諸氏に感謝する．

　猪木千春，植木 健，熊谷広治，寺井義人，神田宏治，金村昌徳，山口裕之の各氏．

参 考 文 献

教室関連文献

1) 平井 博, 植木 實ほか：子宮腟部生体染色法としてのトルイジンブルー染色のコルポスコピー診への応用. 産婦進歩 16：257-261, 1964.
2) 植木 實：子宮腟部仮性びらんの治癒機序に関する臨床的研究, とくに電気焼灼後の変化について. 産婦進歩 20：191, 1968.
3) 平井 博, 植木 實, 辻井清重：トルイジンブルー色素液のコルポ診への応用. 日産婦誌 24（11）：1093-1096, 1972.
4) 辻井清重：コルポスコピーによる子宮頸部早期診断に関する研究, とくにToluidine blue生体染色法について. 産婦進歩 24（1）：27-41, 1972.
5) 植木 實, 平井 博ほか：コルポスコピーにおける子宮腟部血管像に関する研究, とくにアルカリフォスファターゼ組織染色所見および可視深度について. 産婦進歩 25：687-690, 1973.
6) 平井 博, 植木 實ほか：コルポスコープ所見分類の試案とその考察. 産婦進歩 23（11）：1115-1119, 1971.
7) 平井 博, 植木 實ほか：コルポスコープ所見の質的ならびに量的解析からみた異形成, 上皮内癌, 初期浸潤癌の鑑別. 産婦進歩 26（3）：279-284, 1974.
8) 平井 博, 植木 實ほか：子宮頸部初期癌の診断－主としてコルポスコピーを中心として－. 産婦進歩 28（2）：113-117, 1976.
9) 平井 博, 植木 實ほか：Colposcopyと細胞診による子宮頸部異形成, 上皮内癌, 初期浸潤癌の診断. 大阪医大雑誌 35（3, 4）：14-18, 1976.
10) 菊田正文：コルポスコピーにおける子宮腟部血管像の意義に関する研究. 日産婦誌 28：57, 1976.
11) 平井 博, 植木 實ほか：Colposcopyと細胞診による子宮頸部異形成, 上皮内癌, 微小浸潤癌の推定診断. 産婦治療 34：358-362, 1977.
12) 浜田紘一郎：Colposcopyによる子宮頸部微小浸潤癌の診断学的研究. 日産婦誌 29：371, 1977.
13) Sugimoto O：Diagnostic and Therapeutic Hysteroscopy, IGAKU-SHOIN Medical publishers Inc, Tokyo, New York, 1978.
14) 植木 實, 佐野 隆ほか：子宮頸部腺癌のコルポスコピー所見に関する研究. 日産婦誌 32：842-850, 1980.
15) 渡辺克一, 飯藤容弘ほか：子宮頸部癌術後の腟断端のコルポスコピー所見－とくに再発初期所見について－. 産婦進歩 32：563, 1980.
16) 植木 實, 佐野 隆ほか：粘液産生著明な子宮頸部高分化型腺癌の臨床診断学的検討－とくにコルポスコピーを中心に－. 日産婦誌 34（11）：1846-1852, 1982.
17) 植木 實：コルポスコピー腺癌図譜. 医歯薬出版, 東京, 1983.
18) 飯藤容弘, 木附公介ほか：コルポスコピーにおけるICa所見の分析. 産婦進歩 36（1）：73-76, 1984.
19) 植木 實, 木附公介, 飯藤容弘ほか：子宮腟部仮性びらんに対するCO_2レーザー, 電気的焼灼, ならびに冷凍療法の治癒機転に関する研究. 日産婦誌 35：629-636, 1983.
20) 植木 實, 飯藤容弘ほか：コルポスコピーの細分類所見による頸部上皮異常の診断. 産と婦 51（9）：1257-1267, 1984.
21) Ueki M：Cervical Adenocarcinoma：A Colposcopic Atlas. Ishiyaku Euro-America Inc, St Louis, Tokyo, 1984.
22) Ueki M, Maeda T, et al：Diagnostic colposcopy in a adenocarcinoma of the uterine cervix. Asia-Oceania J Obstet Gynaecol 11（1）：113-120, 1985.
23) 植木 實, 佐野 隆：コルポスコピーの実際－第1章 診断のための基礎的知識－. 産婦治療 53（4）：452-459, 1986.
24) 植木 實, 佐野 隆：コルポスコピーの実際－第2章 異常所見の解説－. 産婦治療 53（5）：582-588, 1986.
25) 植木 實, 佐野 隆：コルポスコピーの実際－第3章 浸潤癌所見の捉え方－. 産婦治療 53（6）：709-716, 1986.

26) 植木 實, 佐野 隆：コルポスコピーの実際―第4章 乳頭状所見の鑑別と頸癌術後所見について―. 産婦治療 54（1）：90-95, 1987.
27) 植木 實, 佐野 隆：コルポスコピーの実際―第5章 コルポ・サービコスコピーの概念とその重要性―. 産婦治療 54（2）：201-205, 1987.
28) 植木 實, 佐野 隆：コルポスコピーの実際―第6章 加工診の意義について―. 産婦治療 54（3）：336-341, 1987.
29) Ueki M, et al：Cervicoscopic Diagnosis of Endocervical Neoplasia. Colpo Gynec Laser Therapy 2（3）：133-140, 1986.
30) 佐野 隆ほか：サービコスコピーによる子宮頸管内病変の観察とその診断的意義. 日・子宮頸病理・コルポ誌 4（2）：131, 1986.
31) 植木 實, 佐野 隆：サービコスコピー. 図説臨床癌シリーズNo12, pp34-39, メジカルビュー社, 東京, 1987.
32) Ueki M, Sano T：Cervical Carcinoma ― A Cervicoscopic Atlas. Ishiyaku Euro-America Inc, St Louis, 1987.
33) Ueki M, Green GH：Cervical Carcinoma in situ after Incomplete Conization. Asia-Oceania J Obstet Gynaecol 14：147-153, 1988.
34) 植木 實, 黒川彰夫, 森川政夫ほか：子宮頸部のTissue Repair Cellに関する細胞学的研究―その起源を含めて―. 日臨細胞誌 29：500-508, 1990.
35) Ueki M, Kitsuki K, Misaki O, et al：Clinical evaluation of contact Nd-YAG laser conization for cervical intraepithelial neoplasia of the uterus. Acta Obstetricia et Gynecologica Scandinavica 71（7）：465-470, 1992.
36) Ueki M, Okamoto Y, Misaki O, et al：Conservative therapy for microinvasive carcinoma of the uterine cervix. Gynecologic Oncology 53（1）：109-113, 1994.
37) Ueki M, Goto M, Ueki K, et al：Laser therapy for 186 cases of early invasive carcinoma of the uterine cervix-results and consideration. Bulltin of the Osaka Medical College 40（1）：49-54, 1994.
38) Ueki M, Goto M, Ueki K, et al：Conservative therapy for early cancer of the uterine cervix during pregnancy. Bulletin of the Osaka Medical College 40（1）：55-58, 1994.
39) Ueki M, Ueda M：Colposcopic appearance and the possibility of colposcopic diagnosis in early cervical adenocarcinoma. The Cervix and the lower female genital tract 12（1）：11-15, 1994.
40) Ueki M, Ueda M, Okamura S, et al：Clinicopathological features of well-differentiated cervical adenocarcinoma with abundant mucus secretion. Journal of Medicine 26：17-30, 1995.
41) Ueki M, Ueda M, Kumagai K, et al：Cervical cytology and conservative management of cervical neoplasia during pregnancy. The International Journal of Gynecological Pathology 14（1）：63-69, 1995.
42) Ueki M：Colposcopy in Adenocarcinoma of the Cervix. Cervical Cancer and Preinvasive Neoplasia, pp127-133, Lippincott-Raven Publishers, Philadelphia, 1996.
43) 植木 實, 岡本吉明, 植田政嗣ほか：子宮頸部初期癌に対する温存療法―治療限界への考察―. 産婦実際 46（6）：855-860, 1997.
44) 植木 實：コルポスコピー. 新女性医学大系34巻 子宮頸部の悪性腫瘍, pp103-138, 中山書店, 東京, 2000.
45) 植田政嗣：子宮頸部癌の診断法―最近のトピックス―. 医学検査 52（3）：179-186, 2003.
46) 植田政嗣：子宮頸癌の治療―CINのレーザー治療はどのように行うか―. 産婦実際 52（12）：1655-1663, 2003.
47) Ueda M, Ueki K, Kanemura M, et al：Conservative excisional laser conization for early invasive cervical cancer. Gynecologic Oncology 95（5）：231-234, 2004.

教室外邦文文献

1) 増淵一正：子宮頸癌の早期診断に関する研究．日産婦誌　24：663，1959．
2) 日本子宮頸部病理・コルポスコピー学会編：コルポスコピー標準図譜．中外医学社，東京，1960．
3) 栗原操寿：子宮頸部の前癌病変に関する研究．日産婦誌　24：663-672，1972．
4) 野田起一郎：子宮頸部上皮の癌化防止に関する研究．日産婦誌　27：735，1975．
5) 野田起一郎，鈴木忠雄：コルポスコピー診断のすべて．メジカルビュー社，東京，1978．
6) 栗原操寿：腟拡大鏡診．産婦人科シリーズNo29，pp11-22，南江堂，東京，1980．
7) 杉森　甫，柏村正道：コルポスコピーの実際．東京，金原出版，1981．
8) 日本婦人科病理・コルポスコピー学会編：改訂コルポスコピー標準図譜．中外医学社，東京，1997．
9) 日本産科婦人科学会，日本病理学会，日本医学放射線学会編：子宮頸癌取扱い規約．改訂第2版，金原出版，東京，1997．

教室外外国文献

1) Hinselmann H：Verbesserung der Inspections moglichkeit von Vulva, Vagina und portio. Munch Med Wsch　77：1733, 1925.
2) Glathaar E：kolposkopie. in Seitz-Amreich：Biologie und Pathologie des Weides Bd III, Urban & Schwarzenberg, Munchen, 1955.
3) Ganse R：Einfulrrung in dir Kolposkopie. Jena, Fischer, 1966.
4) Coppleson M, Pixly F, Reid B：COLPOSCOPY：a Scientific and practical Approach to the Cervix in Health and Disease. 1971.
5) Kolstad P, Stafl A：Atlas of Colposcopy. Universitets Forlaget, Oslo, 1972.
6) Mestwerdt G, Wespi HJ：Atlas der Kolposkopie. 4th edition, Stuttgart, Fischer, 1974.
7) Novak E, Woodruff DJ：Novak's Gynecologic and Obstetric Pathology. 7th edition, WB Saunders, Philadelphia, 1974.
8) Kolstad P, Stafl A：Atlas of Colposcopy. Universitets Forlaget, Oslo, 1977.
9) International Federation of Cervical Pathology and Colposcopy：New Nomenclatur for Colposcopy. Obstet & Gynecology　48：123, 1976.
10) Starfl A, Wilbanks GD：International terminology of colposcopy. The Cervix & l.f.g.t.　9：91-103, 1991.
11) Warker P, Dexeus S, et al：International Terminology of Colposcopy；An Updated Report From The International Federation for Cervical Pathology and Colposcopy. Obstet Gynecol　101：175, 2003.

索　引

和文索引

ア
悪性黒色腫　60
悪性リンパ腫　60
網目様所見　70

イ
異形成・初期癌のレーザー治療法　103
異型血管（サービコスコピー）98
異型血管域　29
異型血管所見　67
異常所見　13, 23
　異形成から初期癌に至る頻度の推移　66
　存在様式と浸潤深度　49
　良性所見に対する面積比と周囲比　48
異常所見（サービコスコピー）98
移行帯　13, 21, 97
移行帯外　14, 30
移行帯内　14, 23
移行帯様所見　67
萎縮　15, 32, 98
一般型腺癌　70

エ
円錐切除標本診断　108
円柱上皮　12, 20
　所見　78
円柱上皮（サービコスコピー）97
炎症　15, 32
炎症（サービコスコピー）97

カ
カルチノイド　59
加工診　7
潰瘍　15, 34
間葉系腫瘍　59
癌肉腫　60

ケ
頸管内浸潤癌　100
頸管癒着　98
頸癌
　術後の腟断端所見と分類　89
頸癌術後の腟再発初期症例
　コルポスコピー所見と細胞診の比較　92
　コルポスコピー所見と術前期別分類　92
　再発までの術後年数および摘出組織所見との関連性　92
　腟以外の局所再発例における比較　92
頸部癌
　新進行期分類　54
　新組織分類　56
　診断基準　56
　組織分類　56
頸部腺癌
　乳頭状所見　79
結節状所見　70
血管像
　観察法　15
　捉え方と種類　15

コ
コルポ・サービコスコピー
　（サービコスコピーをみよ）
　レーザー治療法における役割　103
コルポスコピー
　国際分類　11
　細胞診と生検による三者併用法　8
　準備　6
　不適例　14
　目的と臨床応用範囲　6
コンジローマ　15, 31, 78

サ
サービコスコピー
異型血管　98
移行帯　97
萎縮　98
異常所見　98
炎症　97
円柱上皮　97
各種所見　97
頸管癒着　98
実施法　96
所見と分類　96
正常所見　97
赤点斑　98
白色上皮　98
白斑　98
びらん　98
扁平上皮　97
ポリープ　98
モザイク　98
細胞診　74
　コルポスコピーと生検による三者併用法　8
酢酸加工診　39

シ
初期腺癌　70
小細胞癌　59
上皮性・間葉系混合腫瘍　60
上皮内腺癌　58
浸潤癌　14, 30
浸潤癌所見
　細分類　61
　細分類と期別分類　63
　細分類と組織背景　64

ス
すりガラス細胞癌　59

セ
正常所見　12, 20
正常所見（サービコスコピー）97
生検
　細胞診とコルポスコピーによる三者併用法　8

赤点斑　26
赤点斑（サービコスコピー）　98
尖圭コンジローマ　56
腺異形成　58
腺癌　58, 66
　　コルポスコピーの早期診断
　　　の限界と細胞診の役割　74
　　コルポスコピー所見の特徴
　　　70
　　　一般型——　70
　　　初期——　70
　　　所見の頻度　72
　　　多量粘液分泌型——　71
　　　通常粘液分泌型——　70
　　　粘液型——　71
　　　臨床病理所見の特徴　70
腺癌・扁平上皮癌共存型　66
腺癌の所見分類　66
　　　異型血管所見　67
　　　移行帯様所見　67
　　　結節状所見　70
　　　乳頭状所見　67
　　　網目様所見　70
腺筋腫　60
腺口分類　26
腺線維腫　60
腺肉腫　60
腺様基底細胞癌　59
腺様嚢胞癌　59
腺扁平上皮癌　59

ソ
続発性腫瘍　60

タ
多量粘液分泌型腺癌　71
胎児性横紋筋肉腫　59
単純診　7

チ
腟鏡　6
腟断端
　　コルポスコピー所見と分類
　　　89
腟部の清拭　6

ツ
通常粘液分泌型腺癌　70

テ
低分化型扁平上皮癌　64

ト
トルイジンブルー生体染色法
　　原理　83
　　実施法　84

ナ
内頸部ポリープ　58

ニ
肉芽様所見　70
乳頭状所見　67
　　鑑別　77

ネ
粘液型腺癌　71

ハ
パピローマ　15, 78
白色上皮　23
白色上皮（サービコスコピー）
　　98
白斑　26
白斑（サービコスコピー）　98

ヒ
びらん　15, 32
びらん（サービコスコピー）
　　98
微小浸潤癌
　　コルポスコピー所見細分類
　　　50
　　所見の特徴　47
　　浸潤深度，広がり　48
　　組織学的占拠部位　47
微小乳頭状病変　15, 31

フ
ブドウ状肉腫　59
不適例　14, 30

ヘ
扁平上皮　12, 20
扁平上皮（サービコスコピー）
　　97
扁平上皮癌　57
　　低分化型——所見の特徴　64
　　乳頭状所見　77, 88
扁平上皮内病変　57
扁平上皮乳頭腫　56

ホ
ポリープ　15, 32
ポリープ（サービコスコピー）
　　98

ミ
ミューラー管乳頭腫　58
未分化癌　59

モ
モザイク　26
モザイク（サービコスコピー）
　　98

リ
略図の書き方　16
臨床進行期分類
　　分類にあたっての注意事項
　　　55

レ
レーザー治療法
　　異形成・初期癌の——
　　　103
　　遺残例と治癒率　109
　　実施法　104
　　成績　108
　　不完全切除　109

英文索引

A
abnormal cervicoscopic findings　98
abnormal colposcopic findings　23
acetowhite epithelium　23
adenosquamous carcinoma　59
adenocarcinoma　58
adenocarcinoma in situ　58
adenofibroma　60
adenoid basal carcinoma　59
adenoid cystic carcinoma　59
adenomyoma　60
atrophy　32, 98
atypical gland　23
atypical vessels　29, 98
atypical vessels findings　67

C
carcinoid tumour　59
carcinosarcoma　60
cervicoscopic invasive carcinoma　100
colposcopically suspect invasive cancer　30
columnar epithelium　20, 97
condyloma acuminatum　56

E
embryonal rhabdomyosarcoma　59
endocervical polyp　58
epithelial tumors and related lesions　56
erosion　32, 98
exophytic condyloma　31

F
flat　23

G
glandular dysplasia　58
glandular lesions　58

glassy cell carcinoma　59

I
inflammation　32, 97

L
leukoplakia　26

M
malignant lymphoma　60
malignant melanoma　60
mesenchymal tumours　59
microconvoluted　23
micropapillary　23
miscellaneous colposcopic findings　31
miscellaneous tumours　60
mixed epithelial and mesenchymal tumours　60
mosaic　26, 98
müllerian papilloma　58

N
Nd-YAG レーザー　104
　実施法　104
net-like findings　70
nodular findings　70
non acetowhite micropapillary surface　31
normal cervicoscopic findings　97
normal colposcopic findings　20
normal transformation zone　21

O
original squamous epithelium　20
outside the transformation zone　30

P
papillary findings　67
polyp　32, 98
punctation　26, 98

S
sarcoma botryoides　59
secondary tumours　60
small cell carcinoma　59
squamous cell carcinoma　57
squamous epithelium　97
squamous intraepithelial lesions　57
squamous lesions　56
squamous papilloma　56
synechia　98

T
transformation zone　97
transformation zone-like findings　67

U
UC-a の診断率　101
UC-b
　コルポスコピー所見とサービコスコピー所見との対比　101
UC-b 群
　頸管内異常所見の上限　101
ulcer　34
undifferentiated carcinoma　59
unsatisfactory colposcopy　30

W
white epithelium　98
within the transformation zone　23

著者略歴

植木 實（うえき　みのる）

略　歴
- 昭和38年　大阪医科大学卒業
- 昭和43年　同　大学院終了，学位記授与さる
- 昭和46年　大阪医科大学　講師
- 昭和52年　大阪医科大学　助教授
- 平成7年　大阪医科大学　教授
- 昭和53年　日本産婦人科学会総会宿題シンポジウム課題『子宮内膜異常増殖の病態』担当す
- 昭和59年より60年 Auckland大学産婦人科 National Women's に招聘され，腫瘍領域の研究に従事す
- 現　在　日本産科婦人科学会評議員・同　腫瘍委員会副委員長，日本臨床細胞学会理事，日本婦人科病理・コルポスコピー学会理事，近畿産科婦人科学会理事，日本不妊学会評議員，日本更年期学会評議員，日本婦人科悪性腫瘍化学療法学会理事
- 研究領域　産婦人科腫瘍学（子宮頸癌・体癌，卵巣腫瘍，子宮内膜症）

主な著書
1. 子宮内膜症のすべて（産婦人科シリーズNo15，分担），南江堂，東京，1975．
2. 内視鏡検査（図説臨床産婦人科講座13巻，分担），メジカルビュー社，東京，1978．
3. コルポスコピー標準図譜（分担），中外医学社，東京，1979．
4. 子宮頸部腺癌図譜（単著），医歯薬出版，東京，1984．
5. Cervical Adenocarcinoma：A colposcopic Atlas（単著），Ishiyaku Euro-America Inc，St Louis，Tokyo，1985．
6. Endocervical Carcinoma：A Cervicoscopic Atlas（共著），Ishiyaku Euro-America Inc，St Louis，Tokyo，1987．
7. 子宮内膜症の診断と治療（共著），現代医療社，東京，1987．
8. 子宮内膜症および子宮筋腫の診断と治療（単著），医科学出版社，東京，1995．
9. コルポスコピー入門と応用（単著），永井書店，大阪，1989．
10. 最近の子宮内膜症・子宮筋腫の診断と内科的治療・管理（単著），メディカルレビュー社，東京，1989．
11. 改訂コルポスコピー標準図譜（共著），中外医学社，東京，1994．
12. Colposcopy in Adenocarcinoma of the Cervix. Cervical Cancer and Preinvasive. Neoplasia, pp127-133, Lippincott-Laven Publishers, Philadelphia, 1996.
13. 子宮筋腫，子宮内膜症，月経異常（監修，共著），日本放送協会，東京，1997．

植田 政嗣（うえだ　まさつぐ）

略　歴
- 昭和57年　大阪医科大学卒業
- 昭和63年　近畿産科婦人科学会学術奨励賞受賞
- 平成元年　日本産科婦人科学会学術奨励賞受賞
- 平成2年　大阪医科大学大学院終了，学位記授与さる
- 平成7年　大阪医科大学　講師
- 平成10年より11年米国コロラド州立大学医学部 Medical Oncology留学，分子生物学の研究に従事す
- 平成11年　大阪医科大学盛記念学術賞受賞
- 平成13年　大阪医科大学　助教授
- 現　在　日本産科婦人科学会幹事，近畿産科婦人科学会腫瘍研究部会委員，日本婦人科腫瘍学会理事，日本婦人科がん検診学会理事，日本臨床細胞学会理事，日本臨床細胞学会近畿連合会理事，日本臨床細胞学会大阪府支部会会長，日本ヒト細胞学会理事，日本がん転移学会評議員，日本婦人科悪性腫瘍化学療法研究機構広報委員長
- 研究領域　婦人科病理，婦人科細胞診，婦人科癌の分子・細胞生物学

主な著書
1. 図説産婦人科VIEW2 細胞診―読み方のコツと鑑別のポイント（分担），メジカルビュー社，東京，1993．
2. 子宮頸部腫瘍の診断と治療 II．子宮頸部腫瘍の確定診断　2．コルポスコピーと生検の実際（分担），永井書店，大阪，1996．
3. In vitro biology of sex steroid hormone action（分担），Churchill Livingstone, Tokyo, 1996.
4. 婦人科がん治療学　2．子宮頸癌　A．境界病変とその取扱い（分担），金原出版，東京，1997．
5. 新女性医学体系39　産婦人科の良性腫瘍　外陰・腟の良性腫瘍，類腫瘍病変（分担），中山書店，東京，1999．
6. Cell and molecular biology of endometrial carcinoma（分担），Springer-Verlag, Tokyo, 2003.

	実地臨床医のための	
	コルポスコピー入門と応用	ISBN4-8159-1709-4　C3047

平成元年 2 月 1 日　　第 1 版発行
平成10年 7 月 5 日　　改訂第 2 版発行
平成17年 3 月25日　　改訂第 3 版発行

	著　　　者	植　木　　　實
		植　田　政　嗣
	発　行　者	松　浦　三　男
	印　刷　所	有限会社　三協クリエイティヴ
	発　行　所	株式会社　永　井　書　店

〒 550‐0003　大阪市福島区福島 8 丁目21番15号
電話 06 (6452) 1881 (代表) / ファクス 06 (6452) 1882

東京店
〒 101‐0062　東京都千代田区神田駿河台 2‐10‐6
電話 03 (3291) 9717 (代表) / ファクス 03 (3291) 9710

Printed in Japan　　　ⒸUEKI Minoru and UEDA Masatsugu, 1989 & 2005

・本書の複製権・翻訳権・上映権・譲渡権・公衆送信権 (送信可能化権を含む) は，株式会社永井書店が保有します．
・ JCLS 〈(株) 日本著作出版権管理システム委託出版物〉
本書の無断複写は著作権法上での例外を除き禁じられています．複写される場合には，その都度事前に (株) 日本著作出版権管理システム (電話 03‐3817‐5670，FAX 03‐3815‐8199) の許諾を得て下さい．